はり師　きゅう師　あん摩マッサージ指圧師

国家試験対策
部位別
経穴マップ
攻略問題集

宮崎 彰吾　王 暁明／監修
皆川 陽一／著

医歯薬出版株式会社

This book was originally published in Japanese
under the title of :

HARI-SHI KYU-SHI AMMA MASSAJI SHIATSU-SHI KOKKASHIKEN TAISAKU
BUIBETSU KEIKETSU-MAPPU MONDAISHU

(Strategy guide by Illustrated Atlas of Body Parts and Acupuncture Meridian Points : National Examination for Acupuncture, Moxibustion, Massage and Finger Pressure Practitioners)

Editors :
MINAKAWA, Yoichi et al.
MINAKAWA, Yoichi
Faculty of Health Care, Teikyo Heisei University

ISHIYAKU PUBLISHERS, INC.
7-10, Honkomagome 1 chome, Bunkyo-ku,
Tokyo 113-8612, Japan

はじめに

本書は，はり師・きゅう師・あん摩マッサージ指圧師の国家試験受験者を対象にした「経絡経穴概論」における独学用のテキストです．

過去に国家試験に出題された「経絡経穴概論」の問題を概観すると，所属経絡や経穴の取穴方法などを問われるような単純問題から，解剖学的な位置関係や他分野を絡めた理解度や応用力を問われるような問題など，年々難解になりつつあります．これらの傾向に対処するためには，単語を1つずつ覚えるよりは，文脈とともにイラストと関連付けながら覚えたほうが効率的です．

そこで，本書ではイラストと照らし合わせながら「穴埋め演習」に取り組むことで，経穴を点から線，そして面として関連付け，地図（マップ）として理解し，記憶するイメージで構成しました．また，反復することも重要です．本書では理解と記憶の促進を狙い，穴埋め演習に取り組んだ後，過去に国家試験に出題された関連問題に取り組むことができるように編集を行いました．

初学者には予習として，卒前学生には復習として本書を活用していただき，目指す資格取得の一助となれば幸いです．

なお，本書のイラストは，同じく医歯薬出版から発行されている『カラー版 経穴マップ』，『経穴臨床解剖マップ』の著者である王暁明が作図しました．ぜひ，本書とあわせ経絡経穴の理解にご活用ください．

最後に，医歯薬出版の各位に編集の心労を感謝します．

2020年12月　編著者一同

目　次

ポイント

参考文献

1）公益社団法人東洋療法学校協会編：新版 東洋医学概論．医道の日本社，2015．

2）公益社団法人東洋療法学校協会編：新版 経絡経穴概論 第2版．医道の日本社，2013．

3）公益社団法人東洋療法学校協会編：はりきゅう実技〈基礎編〉第2版．医道の日本社，2014．

4）公益社団法人東洋療法学校協会編：解剖学 第2版．医歯薬出版，2006．

5）王暁明，中澤寛元編著：○×トライアル経絡経穴概論．医歯薬出版，2008．

6）王暁明著：経穴臨床解剖マップ．医歯薬出版，2013．

7）王暁明著：カラー版 経穴マップ 第2版 イラストで学ぶ十四経穴・奇穴・耳穴・頭鍼．医歯薬出版，2013．

穴埋め演習の経穴名

太字：国試に5回以上出題された頻出経穴

太字：国試に3回以上出題された経穴

下線：それ以外の関連経穴

イラスト中の経穴名

●太字　：国試に5回以上出題された頻出経穴

●**太字**　：国試に3回以上出題された経穴

●グレー：それ以外の関連経穴

本書の特長と読み方

まず，はり師・きゅう師・あん摩マッサージ指圧師の第1回から第28回までの国家試験問題のうち，「経絡経穴概論」，「東洋医学概論」，「東洋医学臨床論」の計**2,145問から，経穴を含む769問**を抽出しました．

次に，各問について正答を導き出すために理解が必要な経穴を身体部位別に分類しました．

そして，身体部位別に経穴を理解できるように説明するとともに，国家試験問題に関連する経穴について【穴埋め演習】としました．

なお，【穴埋め演習】では，5回以上出題された経穴を**赤太字**，3回以上出題された経穴を**太字**で示し，説明の文中にある関連経穴には下線を加えました．

また，イラストでは，【穴埋め演習】の解答にある5回以上出題された頻出経穴を「●**赤太字**」，3回以上出題された経穴を「●**太字**」で示し，それ以外の関連経穴を「●グレー」で示しています．

また，各身体部位別に，単純な知識の想起によって解答できる問題（タキソノミーⅠ型）を**【基礎問題】**，与えられた情報を理解・解釈してその結果に基づいて解答する問題（タキソノミーⅡ型），あるいは設問文の状況を理解・解釈した上で，各選択肢の持つ意味を解釈して具体的な問題解決を求める問題（タキソノミーⅢ型）を**【応用問題】**として編集しました．

本書の終わりには，異なる身体部位に位置する複数の経穴について理解する必要がある国家試験問題について，国家試験出題基準（2020年版）の大・中・小項目別に**【発展問題】**として編集しました．

1　経絡・経穴の基礎

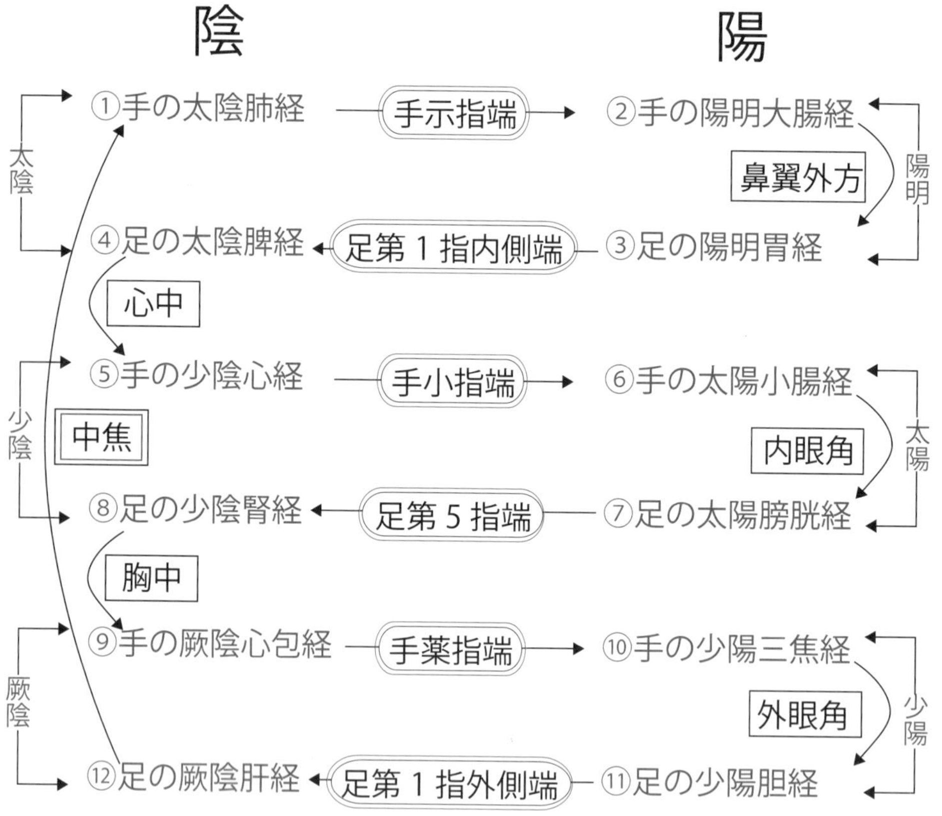
陰
陽
①手の太陰肺経
手示指端
②手の陽明大腸経
鼻翼外方
③足の陽明胃経
足第1指内側端
④足の太陰脾経
心中
⑤手の少陰心経
手小指端
⑥手の太陽小腸経
内眼角
⑦足の太陽膀胱経
足第5指端
⑧足の少陰腎経
胸中
⑨手の厥陰心包経
手薬指端
⑩手の少陽三焦経
外眼角
⑪足の少陽胆経
足第1指外側端
⑫足の厥陰肝経
中焦
太陰
少陰
厥陰
陽明
太陽
少陽

穴埋め演習

1. 東洋医学では，人体を構成するものとして（　①　）を中心として考えている．その（　①　）の生理活動を支えるものとして気血があり，気血の通路として（　②　）を意識している．
2. （　①　）には五臓・六腑・奇恒の府がある．「五臓」とは，肝・心・脾・肺・腎をいい，これに心包を加えて六臓とすることもある．臓は陰に属し，精気を貯蔵する．「六腑」とは，胆・小腸・胃・大腸・膀胱・三焦をいい，陽に属し，飲食物を消化・吸収・排泄する．「奇恒の腑（きこうのふ）」は，形は腑，機能は臓に似ていて，骨・髄・脳・脈・胆・女子胞（じょしほう：別名－胞宮）がある．
3. （　②　）は「経脈」と「絡脈（経脈から分かれた支脈）」に分かれる．経脈は，正経十二経脈・十二経別・奇経八脈，絡脈は十五絡脈（別絡・大絡）・孫絡 を含む．その他として，正経十二経脈の流注上にある運動器に分布し臓腑には入らない十二経筋や正経十二経脈の流注上にある皮膚領域である十二皮部（六経皮部）がある．このうち，正経十二経脈は，各々の臓腑と連絡し，気血を巡らせ正常に機能させる．
4. いわゆる「つぼ」と呼ばれる総称を腧穴（しゅけつ）と呼び，（　③　）・奇穴・阿是穴に分けられる．（　③　）は，十四経脈（正経十二経脈，督脈，任脈）上，全361穴存在し，名称，部位が定まっている．疾病の際の反応点・治療点・診断点となる．奇穴は，十四経脈上になく，名称，部位，主治が定まっている．阿是穴は天応穴や圧痛点とも呼ばれ，名称や部位の決まりはなく，病態と関わって出現したり，治療点となる部位である．
5. （　③　）を取穴する際，骨格を基準として個人の寸法を定め，経穴の位置を決定する方法を（　④　）という．1尺＝10寸，1寸＝10分として単位がある．ここでの寸は尺貫法の寸（1寸が約3cm）を示しているのではなく，部位全体を等分した際の長さを示す．

解答　①臓腑　②経絡　③経穴　④骨度法

2　前胸部

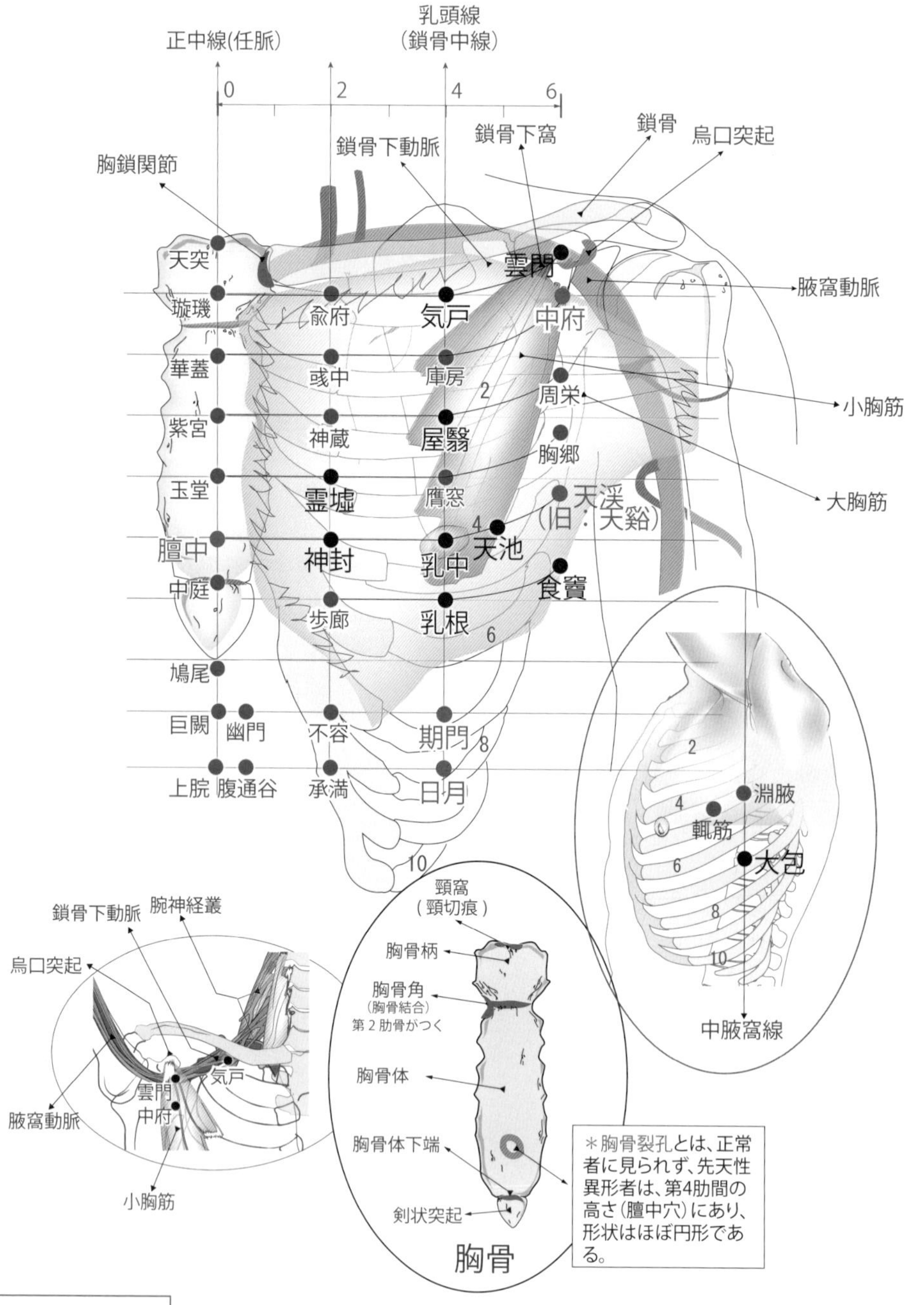

● :5 回以上出題
● :3 回以上出題
● : 関連経穴

胸部

穴埋め演習

概　要

前胸部には，前正中線から奇経の任脈，その外方 2 寸に足の少陰腎経，外方 4 寸に足の陽明胃経，外方 5 寸に手の厥陰心包経（「天池」のみ），外方 6 寸に足の太陰脾経が並ぶ.

取　穴

1. 胸骨前面の正中線上（任脈）で，第 4 肋間の高さに（　①　）を取る.（　①　）は，心包の募穴で，八会穴 の気会である.（　①　）への刺鍼により達する胸骨体には胸骨裂孔が少数例存在し，刺鍼により心臓を損傷して心タンポナーゼを起こす可能性があるので，刺鍼深度は 10 mm 以内にとどめる.
2. （　①　）と同じ第 4 肋間の高さには前正中線の外方 2 寸（＝前正中線と乳頭線との中間の線）に（　②　），前正中線の外方 4 寸（＝乳頭線上又は鎖骨中線）に（　③　），前正中線の外方 5 寸に（　④　），前正中線の外方 6 寸に（　⑤　）が並び，（　⑤　）の外方 1 寸に輒筋（側胸部），さらにその外方 1 寸で中腋窩線上に淵腋（側胸部）が並ぶ.なお，脊髄神経が分布する皮膚領域をデルマトーム（皮膚分節）といい，この部位は第 4 胸神経領域に該当する.
3. 第 3 肋間の高さには前正中線上に玉堂，外方 2 寸に（　⑥　），外方 4 寸に膺窓，外方 6 寸に胸郷が並ぶ.
4. 第 2 肋間の高さには前正中線上に紫宮，外方 2 寸に神蔵，外方 4 寸に（　⑦　），外方 6 寸に周栄が並ぶ.
5. 第 1 肋間の高さ（＝胸骨角と胸鎖関節の高さとのほぼ中央）には前正中線上に華蓋，外方 2 寸に彧中，外方 4 寸に庫房，外方 6 寸の鎖骨下窩の外側に（　⑧　）が並ぶ.
6. 肺の募穴である（　⑧　）は（　⑨　）の下方 1 寸，華蓋から第 1 肋間に沿って外方 6 寸，鎖骨下窩で大胸筋の張ったところよりやや上方に取る．また，（　⑧　）への刺鍼により，大胸筋を貫き，小胸筋に入る.
7. 左右の鎖骨内端の間で，最もくぼんだところに天突（前頸部・任脈）を取り，その下方 1 寸に璇璣を取る．璇璣の外方 2 寸で鎖骨の下縁に腎経の兪府，外方 4 寸で鎖骨の下縁，乳頭線上に胃経の（　⑩　），外方 6 寸で腋窩動脈が深部に通る部位に肺経の（　⑨　）を取る．なお，胸郭出口部（肋鎖間隙や小胸筋下の間隙）において腕神経叢や鎖骨下動脈が牽引（なで肩の女性にみられやすい）や圧迫（筋肉質の男性にみられやすい）されることで上肢の感覚障害や運動麻痺をきたし，エデンテストやライトテストで陽性となる胸郭出口症候群の罹患部位であることから，（　⑧　）や（　⑩　）などが局所治療穴として用いられる.
8. 第 5 肋間の高さには，前正中線上には経穴がなく，外方 2 寸に歩廊，外方 4 寸に（　⑪　），外方 6 寸に（　⑫　）が並ぶ.
9. 第 6 肋間の高さには前正中線上に**巨闕**（上腹部），外方 0.5 寸に幽門（上腹部），外方 2 寸に**不容**（上腹部），外方 4 寸に（　⑬　），中腋窩線上に**大包**（側胸部）が並ぶ．足の厥陰肝経の（　⑬　）は肝の募穴で，（　⑪　）の 1 肋間下に取る.
10. 第 7 肋間の高さには前正中線上に上脘（上腹部），外方 0.5 寸に腹通谷（上腹部），外方 2 寸に承満（上腹部），外方 4 寸に（　⑭　）が並ぶ.

解答　①膻中　②神封　③乳中　④天池　⑤天渓　⑥霊墟　⑦屋翳　⑧中府　⑨雲門　⑩気戸　⑪乳根　⑫食竇　⑬期門　⑭日月

基礎問題

1 胸部にある経穴はどれか．（あマ指 10）

1．中脘　2．関元　3．中府　4．巨闕

2 同じ肋間の高さにない経穴はどれか．（はき 12）

1．紫宮　2．神蔵　3．庫房　4．周栄

3 膻中について誤っているのはどれか．（はき 13）

1．気の会穴である．　2．奇経に所属する．
3．両乳頭間にある．　4．心の募穴である．

4 同一肋間にある経穴の組合せはどれか．（はき 16）

1．歩廊 — 食竇　2．膺窓 — 天渓　3．霊墟 — 屋翳　4．胸郷 — 神封

5 第 4 肋間にないのはどれか．（はき 18）

1．天渓　2．天池　3．乳中　4．霊墟

6 骨にあいている孔に気づかず膻中穴へ深く直刺した場合，損傷の可能性の最も高い器官はどれか．（はき 19）

1．肺　2．大動脈弓　3．気管支　4．心臓

7 前胸部にある募穴はどれか．（あマ指 21）

1．中府　2．巨闕　3．京門　4．石門

8 玉堂と同じ高さにあるのはどれか．（はき 22）

1．神封　2．乳根　3．霊墟　4．庫房

9 前正中線の外方 6 寸にある募穴はどれか．（あマ指 28）

1．中府　2．天枢　3．日月　4．期門

応用問題

1 第 4 肋間にない経穴はどれか．（はき 11）

1．神蔵　2．乳中　3．天池　4．天渓

2 第 4 胸神経のデルマトームにない経穴はどれか．（はき 17）

1．屋翳　2．神封　3．天渓　4．天池

3 自経にある募穴はどれか．（はき 21）

1．期門　2．巨闕　3．天枢　4．章門

4 局所治療穴として気戸穴が最も適切となる徒手検査所見はどれか．（はき 22）

1．モーリーテスト陽性　2．エデンテスト陽性
3．スパーリングテスト陽性　4．ヤーガソンテスト陽性

[5] ライトテスト陽性を示す患者の施術対象となる筋で，停止腱に対応する経穴はどれか．（あマ指 23）

1. 曲沢　2. 欠盆　3. 巨骨　4. 中府

[6] 同じ臓腑に属する経脈と募穴の組合せで正しいのはどれか．（あマ指 26）

1. 足の厥陰経 — 期門　2. 足の太陰経 — 京門
3. 足の少陰経 — 章門　4. 足の太陽経 — 中脘

[7] 胸背部の打診法で清音が聴取される部位に位置する経穴はどれか．（はき 28）

1. 膻中　2. 屋翳　3. 中府　4. 章門

[8] 八会穴の気会と同じ高さにある経穴はどれか．（はき 28）

1. 梁門　2. 大包　3. 食竇　4. 神封

解答

基礎問題：[1] 3　[2] 3　[3] 4　[4] 1　[5] 4　[6] 4　[7] 1　[8] 3　[9] 1
応用問題：[1] 1　[2] 1　[3] 1　[4] 2　[5] 4　[6] 1　[7] 2　[8] 4

3　側胸部，側腹部，腋窩

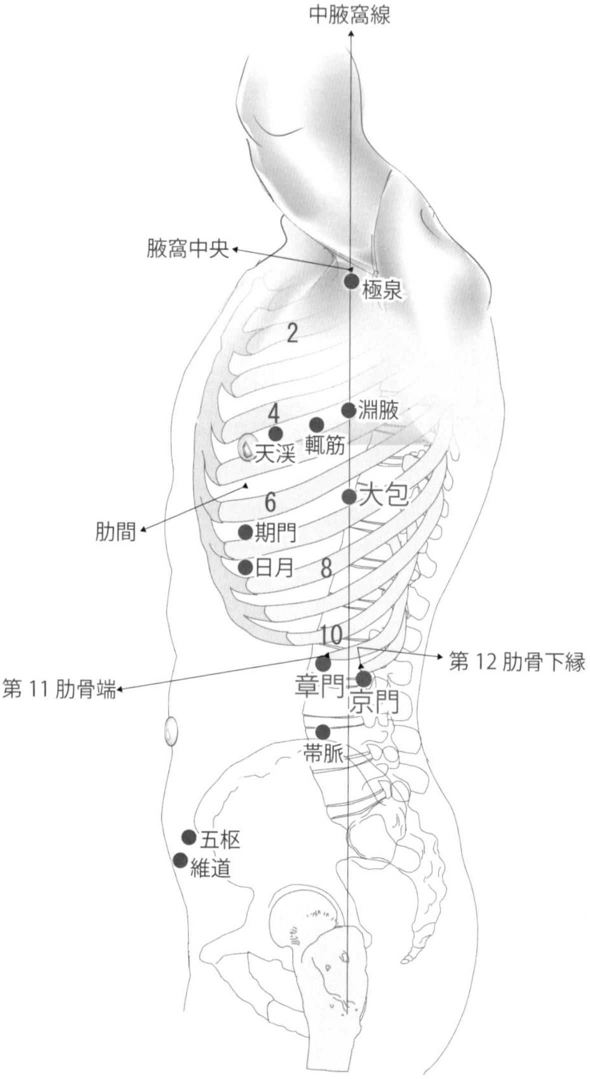

体幹側面

● :5 回以上出題
● :3 回以上出題
● : 関連経穴

穴埋め演習

取　穴

1. 中腋窩線上（＝腋窩中央に位置する手の少陰心経の極泉の下方）には，第4肋間に足の少陽胆経の淵腋，第6肋間に足の太陰脾経の（　①　）が並ぶ．（　①　）から分かれ出る絡脈（正経十二経脈から分かれて巡る分支）を「脾の大絡」という．「脾の大絡」は，諸絡の血をまとめているので，すべての絡脈に鬱血があるときに用いるとよいとされている．
2. 淵腋の前方1寸で，天渓（前胸部）との中点に輒筋を取る．
3. 側臥して，第11肋骨前端の下縁に足の厥陰肝経の（　②　）を取る．（　②　）は，運化（水穀を消化吸収し，栄養物質や水液を運搬する働き）を主る「脾」の募穴で，八会穴の臓会である．
4. 側臥して，第12肋骨下縁を脊柱側から押していくと前端に触れ，その下縁に腎の募穴である足の少陽胆経の（　③　）を取る．病因の不内外因（労倦）における五労のうち,「久しく坐す」ことにより「脾」,「久しく立つ」ことにより「腎」，がそれぞれ影響を受けやすく，その治療穴として，（　②　）や（　③　）が応用される．
5. 側腹部にある奇経八脈の帯脈が関係する経穴は（　②　）・帯脈（少陽胆経）・五枢・維道の4穴（左右で計8穴）である．

解答　①大包　②章門　③京門

基礎問題

[1] 帯脈に属さない経穴はどれか.（はき 5）

1. 期門　2. 章門　3. 五枢　4. 維道

[2] 経絡と募穴との組合せで正しいのはどれか.（あマ指 7）

1. 胃経 — 中府　2. 大腸経 — 中脘　3. 肝経 — 膻中　4. 脾経 — 章門

[3] 経脈と所属経穴との組合せで誤っているのはどれか.（あマ指 17）

1. 胃経 — 梁門　2. 胆経 — 京門　3. 脾経 — 章門　4. 肝経 — 期門

[4] 第 11 肋骨先端下際にある経穴はどれか.（はき 13　類似：あマ指 22）

1. 梁門　2. 章門　3. 京門　4. 期門

応用問題

[1] 次の文で示す患者の病証に対し，募穴を用いて治療を行う際，最も適切なのはどれか.
「43 歳の女性．子育てと仕事の両立で倦怠感と下腿のだるさが常にある．顔色は黄色で艶がなく，下痢をしやすい．舌質は淡，脈は虚.」（はき 23）

1. 期門　2. 章門　3. 京門　4. 石門

[2] 五労とその影響を受けやすい臓の募穴との組合せで正しいのはどれか.（あマ指 24）

1. 久しく視る — 期門　2. 久しく坐す — 中府
3. 久しく立つ — 京門　4. 久しく行く — 巨闕

[3] 次の文で示す患者の病証で治療対象となる臓腑に対応する募穴はどれか.
「32 歳の女性．主訴は頭重．症状の程度は軽く慢性的である．月経は遅れ気味で，始まると頭重が増悪する．下痢しやすいせいか普段から倦怠感があり，痰が多く，顔色が悪い．舌質は淡，脈は弱.」（あマ指 25）

1. 期門　2. 京門　3. 章門　4. 石門

[4] すべての絡脈に瘀血があるときに用いるのはどれか.（はき 26）

1. 鳩尾　2. 長強　3. 大包　4. 蠡溝

解答

基礎問題：[1] 1　[2] 4　[3] 3　[4] 2
応用問題：[1] 2　[2] 3　[3] 3　[4] 3

ポイント

同身寸法について

経穴を取穴する際，その人の身体のある部分を長さの尺度として用いて，経穴の位置を決定する方法を**同身寸法（指寸取穴法）**という．

部　位	長　さ
手の母指第１節の横幅（男：左，女：右）	１寸
手の示指・中指・薬指第１節をあわせた幅（男：左，女：右）	２寸
手の示指から小指まであわせ，その中節を横幅	３寸
母指と中指の指頭をあわせて環をつくり，中指の内側にできる横紋の端を結ぶ間の幅	１寸
中指末節骨の指幅（頬車，豊隆の取穴時）	１横指

4　上腹部

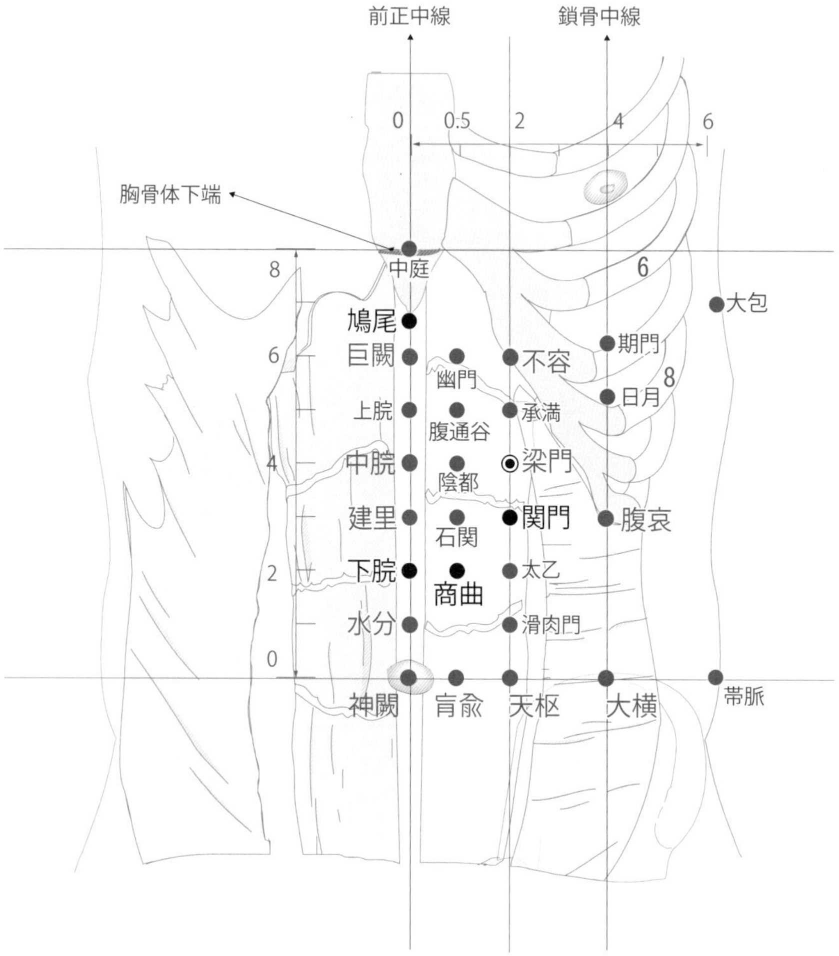

腹部

●:5 回以上出題
●:3 回以上出題
●: 関連経穴

穴埋め演習

概　要

上腹部には前正中線から任脈，外方 0.5 寸に足の少陰腎経，外方 2 寸に足の陽明胃経，外方 4 寸（= 鎖骨中線）に足の太陰脾経が流れる．

取　穴

1. 臍の中央に（　①　）を取り，前正中線と胸骨体下端との交点に取る中庭（前胸部）から（　①　）までの長さを 8 寸とする．中庭（前胸部）と（　①　）とを結ぶ線の中点に（　②　）を取る．（　②　）は，胃の募穴で，八会穴の腑会である．（　①　）の高さは，第 10 胸神経の支配領域で，前正中線から，外方 0.5 寸に（　③　），外方 2 寸に大腸の募穴である（　④　），外方 4 寸に（　⑤　），中腋窩線に帯脈（側腹部）が並ぶ．なお，左側の（　⑤　）は，大腸の走行を考慮した施術で「便秘」などの局所治療穴に用いる．
2. （　①　）の上方 1 寸に（　⑥　），上方 2 寸に（　⑦　），上方 3 寸に（　⑧　）を取る．（　⑥　）の高さには，外方 2 寸に滑肉門を取る．（　⑦　）の高さには，外方 0.5 寸に（　⑨　），外方 2 寸に太乙を取る．（　⑧　）の高さには前正中線から外方 0.5 寸に石関，外方 2 寸に（　⑩　），外方 4 寸に（　⑪　）が並ぶ．
3. （　②　）の上方 1 寸に上脘，上方 2 寸に（　⑫　），上方 3 寸に任脈の絡穴である（　⑬　）を取る．（　②　）の高さには，外方 0.5 寸に陰都，外方 2 寸に（　⑭　）が並ぶ．上脘の高さには，外方 0.5 寸に腹通谷，外方 2 寸に承満，外方 4 寸に胆の募穴である日月（前胸部）が並ぶ．
4. 心の募穴である（　⑫　）の高さには前正中線から外方 0.5 寸に幽門，外方 2 寸に（　⑮　），外方 4 寸に期門（前胸部），中腋窩線に**大包**（側胸部）が並ぶ．

解答　①神闕　②中脘　③肓兪　④天枢　⑤大横　⑥水分　⑦下脘　⑧建里　⑨商曲　⑩関門
⑪腹哀　⑫巨闕　⑬鳩尾　⑭梁門　⑮不容

基礎問題

1 募穴のうち第10胸神経の支配領域に存在するのはどれか.（はき1）

1. 巨闕　2. 天枢　3. 膻中　4. 中極

2 要穴について正しい記述はどれか.（はき2）

1. 中脘は足の陽明胃経の募穴である.
2. 膻中は手の厥陰心包経の郄穴である.
3. 委中は足の太陽膀胱経の滎穴である.
4. 陰陵泉は足の太陰脾経の絡穴である.

3 同じ高さにある経穴はどれか.（はき3）

1. 気穴と大巨　2. 肓兪と水分　3. 商曲と太乙　4. 大赫と気衝

4 手の陽明大腸経の募穴はどれか.（あマ指4）

1. 中脘　2. 膻中　3. 天枢　4. 関元

5 臍の外方0.5寸にある経穴はどれか.（あマ指4）

1. 水分　2. 肓兪　3. 気海　4. 中極

6 臍と胸骨体下端との中間にある経穴はどれか.（あマ指5）

1. 巨闕　2. 中脘　3. 水分　4. 関元

7 腹哀穴と同じ高さにある経穴はどれか.（はき6）

1. 巨闕　2. 中脘　3. 建里　4. 水分

8 臍の高さにある経穴はどれか.（あマ指7）

1. 大横　2. 気海　3. 大巨　4. 中極

9 中脘穴について<u>誤っている</u>のはどれか.（はき8）

1. 任脈に属する.　2. 臍上4寸に取る.　3. 脾経の募穴である.　4. 腑会である.

10 胃の募穴はどれか.（あマ指1　類似：あま指9）

1. 中脘　2. 胃倉　3. 関元　4. 石門

11 腹部正中から外方2寸に取穴する経穴はどれか.（あマ指13）

1. 梁門　2. 日月　3. 肓兪　4. 石門

12 関門と同じ高さに取穴する経穴はどれか.（はき20）

1. 関元　2. 下脘　3. 腹哀　4. 陰都

13 臍の外方4寸にあるのはどれか.（あマ指22）

1. 肓兪　2. 帯脈　3. 大横　4. 天枢

応用問題

[1] 背腰部の経穴でないのはどれか.（あマ指 5）

1. 厥陰兪　2. 胃兪　3. 三焦兪　4. 肓兪

[2] 経絡と募穴との組合せで正しいのはどれか.（あマ指 5）

1. 胃経 ― 中極　2. 大腸経 ― 天枢　3. 小腸経 ― 日月　4. 膀胱経 ― 関元

[3] 陽の経絡に属する経穴はどれか.（あマ指 9）

1. 巨闕　2. 大横　3. 天枢　4. 肓兪

[4] 取穴法で誤っているのはどれか.（はき 10）

1. 腹哀は大横の上方 3 寸に取る.　2. 不容は天枢の上方 5 寸に取る.
3. 幽門は肓兪の上方 6 寸に取る.　4. 鳩尾は神闕の上方 7 寸に取る.

[5] 次の文で示す病証に対し，施術対象となる臓腑の募穴で適切なのはどれか.
「食欲がなく，胃の膨満感や上腹部痛がある．医師から慢性胃炎と診断された.」（あマ指 12）

1. 中府　2. 中極　3. 中脘　4. 膻中

[6] 臍の高さにない経穴はどれか.（あマ指 15）

1. 大横　2. 肓兪　3. 天枢　4. 梁門

[7] 臍の上 3 寸の高さにない経穴はどれか.（はき 17）

1. 関門　2. 建里　3. 腹哀　4. 石門

[8] 次の文で示す患者について，臍の左側 4 寸の部位に顕著な圧痛を認めた．相当する経穴はどれか.
「26 歳の女性．便秘と下痢が交互に反復する．粘血便は出ないが，精神的ストレスと関連して発症する.」（あマ指 17）

1. 肓兪　2. 大横　3. 天枢　4. 帯脈

[9] 常習性便秘の宿便部位に対する指圧施術で最も適切な局所治療穴はどれか.（あマ指 20）

1. 左大横　2. 左梁門　3. 右天枢　4. 右大巨

[10] 大腸の走行を考慮した施術で，弛緩性便秘に用いる経穴として適切なのはどれか.
（あマ指 24）

1. 日月　2. 肓兪　3. 大横　4. 石門

[11] 心の募穴と並ぶ経穴はどれか.（あマ指 23　類似：あマ指 27）

1. 大巨　2. 不容　3. 乳根　4. 梁門

解答

基礎問題：[1] 2　[2] 1　[3] 3　[4] 3　[5] 2　[6] 2　[7] 3　[8] 1　[9] 3　[10] 1　[11] 1　[12] 3　[13] 3
応用問題：[1] 4　[2] 2　[3] 3　[4] 2　[5] 3　[6] 4　[7] 4　[8] 2　[9] 1　[10] 3　[11] 2

5　下腹部

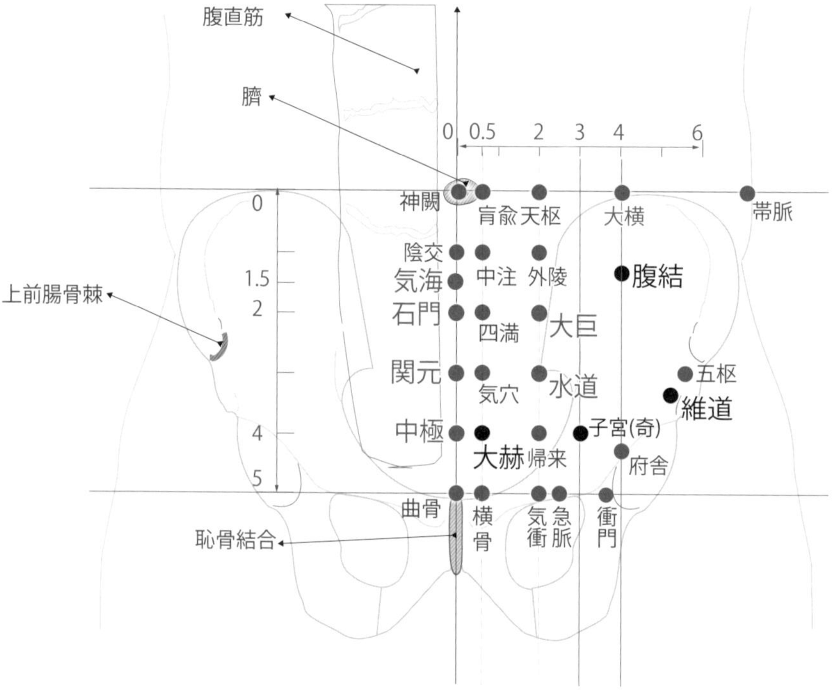

下腹部

● :5 回以上出題
● :3 回以上出題
● : 関連経穴

穴埋め演習

取　穴

1. まず，恥骨結合上縁の中点に曲骨を取る．臍の中央に取る神闕（上腹部）から曲骨までの長さを5寸とする．神闕の下方4寸，曲骨の上方1寸に膀胱の募穴である（　①　）を取る．神闕と曲骨とを結ぶ線の中点の下方0.5寸に小腸の募穴である（　②　）を取る．神闕と曲骨とを結ぶ線の中点の上方0.5寸に三焦の募穴である（　③　）を取る．神闕の下方1.5寸に（　④　），神闕の下方1寸に陰交を取る．
2. 曲骨の外方0.5寸に少陰腎経の横骨，外方2寸に陽明胃経の気衝（鼠径部），外方2.5寸に厥陰肝経の急脈（鼠径部），さらにその外方に太陰脾経の衝門（鼠径部）が恥骨結合上縁と同じ高さに並ぶ．気衝（鼠径部）の上方5寸に天枢（上腹部），衝門（鼠径部）の外上方に太陰脾経の府舎を取る．
3. （　①　）の外方0.5寸に（　⑤　），外方2寸の腹直筋中に帰来，外方3寸に奇穴の子宮が並び，さらにその外方やや下方（臍中央の下方4.3寸，前正中線の外方4寸）に太陰脾経の府舎を取る．なお，子宮は婦人科系疾患や膀胱炎を主治とし，府舎は奇経八脈のうち陰維脈にも関係する．
4. （　②　）の外方0.5寸に気穴，外方2寸の腹直筋中に（　⑥　）を取る．さらにその外方で，帯脈（側腹部）の前下方，上前腸骨棘の内方に少陽胆経の五枢を取り，その内下方0.5寸には（　⑦　）を取る．
5. （　③　）の外方0.5寸に四満，外方2寸の腹直筋中に（　⑧　）を取る．
6. （　④　）の外方4寸のやや上方（臍中央の外方4寸に取る大横（上腹部）の下方1.3寸）に太陰脾経の（　⑨　）を取る．
7. 陰交の外方0.5寸に中注，外方2寸の腹直筋中に外陵，外方4寸のやや下方に（　⑨　）を取る．なお，右側の（　⑨　）は，虫垂炎を疑う患者に対して，マックバーネー点の圧痛を診るときの指標とほぼ同じ部位にあたる．

解答　①中極　②関元　③石門　④気海　⑤大赫　⑥水道　⑦維道　⑧大巨　⑨腹結

基礎問題

1 手の太陽小腸経の募穴はどれか. (はき 6)

1. 中脘　2. 石門　3. 関元　4. 中極

2 取穴法で正しい記述はどれか. (はき 7)

1. 水分は神闕の上方 0.5 寸に取る.　2. 太乙は天枢の上方 3 寸に取る.
3. 横骨は曲骨の外方 0.5 寸に取る.　4. 日月は期門の下方 1 寸に取る.

3 経穴で同じ高さにあるのはどれか. (はき 8)

1. 上脘と梁門　2. 水分と商曲　3. 中極と大赫　4. 関元と大巨

4 任脈に属する経穴はどれか. (あマ指 11　類似 : あマ指 22)

1. 期門　2. 百会　3. 命門　4. 気海

5 奇穴の子宮と同じ高さにある経穴はどれか. (はき 25)

1. 急脈　2. 大赫　3. 水道　4. 府舎

6 奇経と関係する経穴の組合せで正しいのはどれか. (はき 26)

1. 陽蹻脈 — 金門　2. 陰蹻脈 — 築賓　3. 陽維脈 — 居髎　4. 陰維脈 — 府舎

応用問題

1 同じ高さに並ぶ経穴はどれか. (はき 4)

1. 身柱と風門　2. 筋縮と脾兪　3. 中脘と関門　4. 石門と大巨

2 臍より下位にある経穴はどれか. (あマ指 12)

1. 梁門　2. 日月　3. 水分　4. 大巨

3 腹直筋上に取穴する経穴はどれか. (はき 17)

1. 外陵　2. 日月　3. 五枢　4. 腹結

4 三焦経の募穴と並ぶ経穴はどれか. (あマ指 18)

1. 梁門　2. 不容　3. 大横　4. 大巨

5 奇穴の取穴と主治の組合せで正しいのはどれか. (はき 24)

1. 百会の前後左右の各 1 寸 — 胃炎　2. 翳風の後方約 1 寸 — 歯根炎
3. 足三里の下方約 2 寸 — 胆嚢炎　4. 中極の外方 3 寸 — 膀胱炎

6 虫垂炎を疑う患者に対して, マックバーネー点の圧痛を診るときに指標となる部位はどれか. (あマ指 28)

1. 関元穴の右外方約 2 寸　2. 右肓兪穴の下方約 5 分
3. 右天枢穴の内方約 2 寸　4. 右大横穴の下方約 1 寸 5 分

解答

基礎問題：[1] 3　[2] 3　[3] 3　[4] 4　[5] 2　[6] 4

応用問題：[1] 4　[2] 4　[3] 1　[4] 4　[5] 4　[6] 4

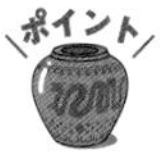

骨度法について

頭部・顔面部

部位	長さ
前髪際中点から後髪際中点	1尺2寸
眉間から前髪際中点	3寸
両額角髪際間	9寸
両乳様突起間	9寸

胸部，腹部，季肋部，上背部

部位	長さ
頸切痕から胸骨体下端	9寸
胸骨体下端から臍中央	8寸
臍中央から恥骨結合上縁	5寸
両乳頭間	8寸
左右肩甲棘内端縁間	6寸

上肢

部位	長さ
中指尖から手関節横紋	8寸5分
腋窩横紋前端あるいは後端から肘窩	9寸
上肢下垂時，肩峰外側端から肘窩	1尺2寸
肩関節 90° 外転時，肩峰外側端から肘窩	1尺
肘窩から手関節横紋	1尺2寸

下肢

部位	長さ
恥骨結合上縁から膝蓋骨上縁	1尺8寸
膝蓋骨尖から内果尖	1尺5寸
脛骨内側顆下縁から内果尖	1尺3寸
脛骨内側顆下縁から膝蓋骨尖	2寸
大転子頂点から膝窩	1尺9寸
殿溝から膝窩	1尺4寸
膝窩から外果尖	1尺6寸
内果尖から足底	3寸
足指尖から踵（足底）	1尺2寸

※足底からの内果尖と外果尖の距離は違うので注意，外果尖の方が低い．

6　鼠径部，会陰部

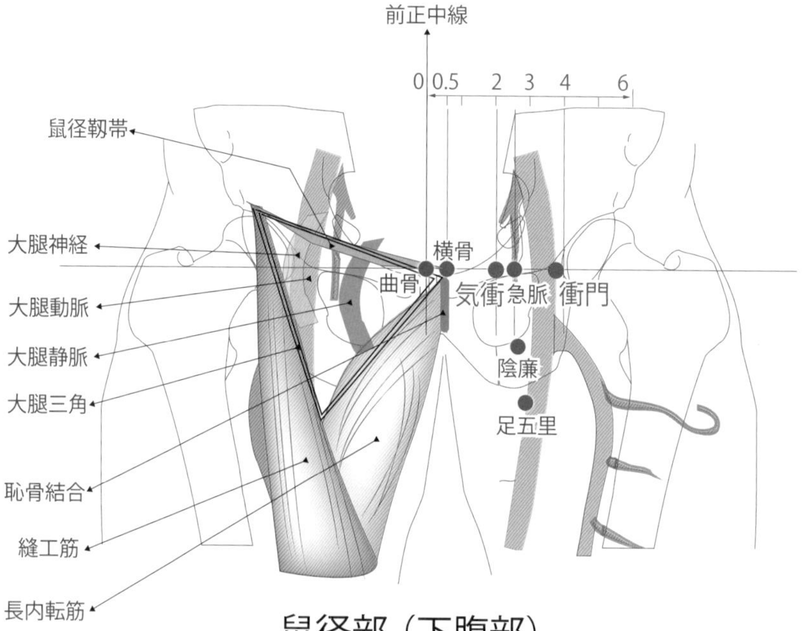

鼠径部（下腹部）

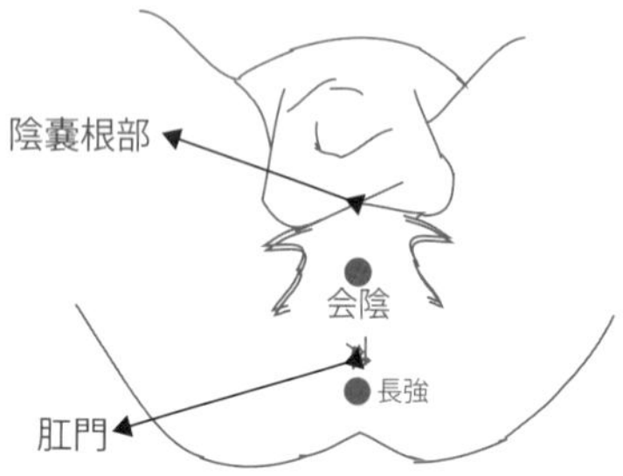

会陰部

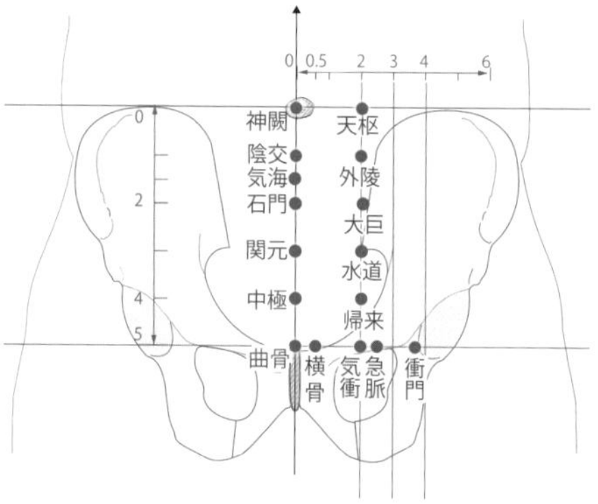

- ● :5 回以上出題
- ● :3 回以上出題
- ● : 関連経穴

穴埋め演習

取　穴

1. 恥骨結合上縁の中点に取る曲骨（下腹部）の外方 0.5 寸に少陰腎経の横骨（下腹部），外方 2 寸に陽明胃経の（　①　），外方 2.5 寸に厥陰肝経の急脈，外方 4 寸よりやや内方に太陰脾経の（　②　）が恥骨結合上縁と同じ高さに並ぶ．
2. （　①　）の外方 0.5 寸に急脈，外方 2 寸よりやや内方に（　②　）が位置し，その内方に大腿動脈の拍動を触れる．
3. （　①　）の下方 3 寸，大腿動脈拍動部に足五里（大腿部・肝経）を取る．
4. （　①　）の上方 1 寸に帰来（下腹部），上方 2 寸に水道（下腹部），上方 3 寸に大巨（下腹部），上方 4 寸に外陵（下腹部），上方 5 寸に天枢（上腹部）が並ぶ．
5. 督脈の絡穴である長強は尾骨下端の下方で肛門との間に取る．
6. 任脈に位置する（　③　）は，男性は肛門と陰嚢との間に，女性は肛門と後陰唇交連との間に取る．
7. 鼠径靱帯，縫工筋，長内転筋に囲まれた領域を大腿三角といい，その中を内側から順に大腿静脈，大腿動脈，大腿神経が並び，（　②　）や足五里（大腿部・肝経），陰廉などがこの領域に位置する．

解答　①気衝　②衝門　③会陰

基礎問題

1 動脈と経穴との組合せで正しいのはどれか．（はき 5）

1．前脛骨動脈 ― 太渓（太谿） 2．後脛骨動脈 ― 太衝
3．大腿動脈 ― 衝門 4．腓骨動脈 ― 委中

2 大腿動脈拍動部に位置する経穴はどれか．（はき 7）

1．帰来 2．陰包 3．衝門 4．維道

解答
基礎問題：1 3 2 3

経脈について

正経十二経脈とは

正経十二経脈は各々の臓腑と連絡し，気血を巡らせ正常に機能させる．正経十二経脈は**六臓六腑**に属し，その臓腑と**陰陽関係**にある臓腑を絡う．陰経は**臓**に属し，**腑**を絡う．陽経は**腑**に属し，**臓**を絡う．

正経十二経脈の流注

正経十二経脈は手足ともに3つの陰経と3つの陽経（三陰三陽）からなり，その流れ（流注）に一定の特徴がある．手の三陰経（**太陰肺経，少陰心経，厥陰心包経**）は，**胸部**から**手部**に流れる．手の三陽経（**陽明大腸経，太陽小腸経，少陽三焦経**）は，**手部**から**顔面部・頭部**に流れる．足の三陰経（**太陰脾経，少陰腎経，厥陰肝経**）は，**足部**から**胸腹部**に流れる．足の三陽経（**陽明胃経，太陽膀胱経，少陽胆経**）は，**顔面部・頭部**から**足部**に流れる．

正経十二経脈と臓腑との属絡関係

手足	手			足		
経脈	太陰	少陰	厥陰	太陰	少陰	厥陰
属	肺	心	心包	脾	腎	肝
絡	大腸	小腸	三焦	胃	膀胱	胆
経脈	陽明	太陽	少陽	陽明	太陽	少陽
属	大腸	小腸	三焦	胃	膀胱	胆
絡	肺	心	心包	脾	腎	肝

十二経別とは

別行の正経ともいい，十二経脈から分かれ出て，胸腹部および頭部を循行する支脈である．十二経脈中で表裏をなす経脈間の連携を強め，正経が循行し得ない器官や部位を流れ，体表・体内・四肢・躯幹，頭面部などにおける十二経脈の連係を強化する．

奇経八脈とは

正経十二経脈を巡る気血があふれるところを流れる．臓腑を絡うことはなく，奇経同士が表裏関係になることもない．「**督脈**」と「**任脈**」のみ固有の経穴を持つ．「**衝脈**」，「**帯脈**」，「**陽蹻脈**」，「**陰蹻脈**」，「**陽維脈**」，「**陰維脈**」は固有の経穴を持たない．督脈は陽脈の海，任脈は陰脈の海，衝脈は十二正経の海，陽蹻脈は膀胱経の別脈，陰蹻脈は腎経の別脈といわれる．帯脈を除き，上行性へ奇経は流注する．

衝脈（しょうみゃく）：骨盤腔内の子宮から起こり，関係する経穴は腎経の横骨，大赫，気穴，四満，中注，肓兪，商曲，石関，陰都，腹通谷，幽門の左右それぞれ11穴とする説と胃経の気衝を加える説があるが一般に前者と考える．衝脈の宗穴（主治穴）は公孫（足太陰脾経）である．

帯脈（たいみゃく）：側腹部にある胆経の帯脈から起こり，関係する経穴は肝経の章門，胆経の帯脈，五枢，維道の左右それぞれ4穴とである．帯脈の宗穴（主治穴）は 足臨泣（足少陽胆経）である．

陽蹻脈（ようきょうみゃく）：踵から起こり，関係する経穴は膀胱経の申脈，僕参，跗陽，胆経の居髎，小腸経の臑兪，大腸経の肩髃，巨骨，胃経の地倉，巨髎，承泣，膀胱経の睛明の左右それぞれ11穴とする説と胆経の風池を加える説がある．陽蹻脈の宗穴（主治穴）は申脈（足太陽膀胱経）で，郄穴は跗陽（足太陽膀胱経）である．

陰蹻脈（いんきょうみゃく）：踵から起こり，関係する経穴は腎経の然谷，照海，交信，膀胱経の睛明の左右それぞれ4穴である．陰蹻脈の宗穴（主治穴）は照海（足少陰腎経）で，郄穴は交信（足少陰腎経）である．

陽維脈（よういみゃく）：膀胱経の金門から起こり，関係する経穴は膀胱経の金門，胆経の陽交，肩井，陽白，本神，頭臨泣，正営，脳空，風池，小腸経の臑兪，三焦経の天髎の左右それぞれ11穴と督脈の瘂門と風府を含む．陽維脈の宗穴（主治穴）は外関（手少陽三焦経）で，郄穴は陽交（足少陽胆経）である．

陰維脈（いんいみゃく）：腎経の築賓から起こり，関係する経穴は腎経の築賓，脾経の府舎，大横，腹哀，肝経の期門の左右それぞれ5穴と任脈の天突と廉泉を含む．陰維脈の宗穴（主治穴）は内関（手厥陰心包経）で，郄穴は築賓（足少陰腎経）である．

7 上背部

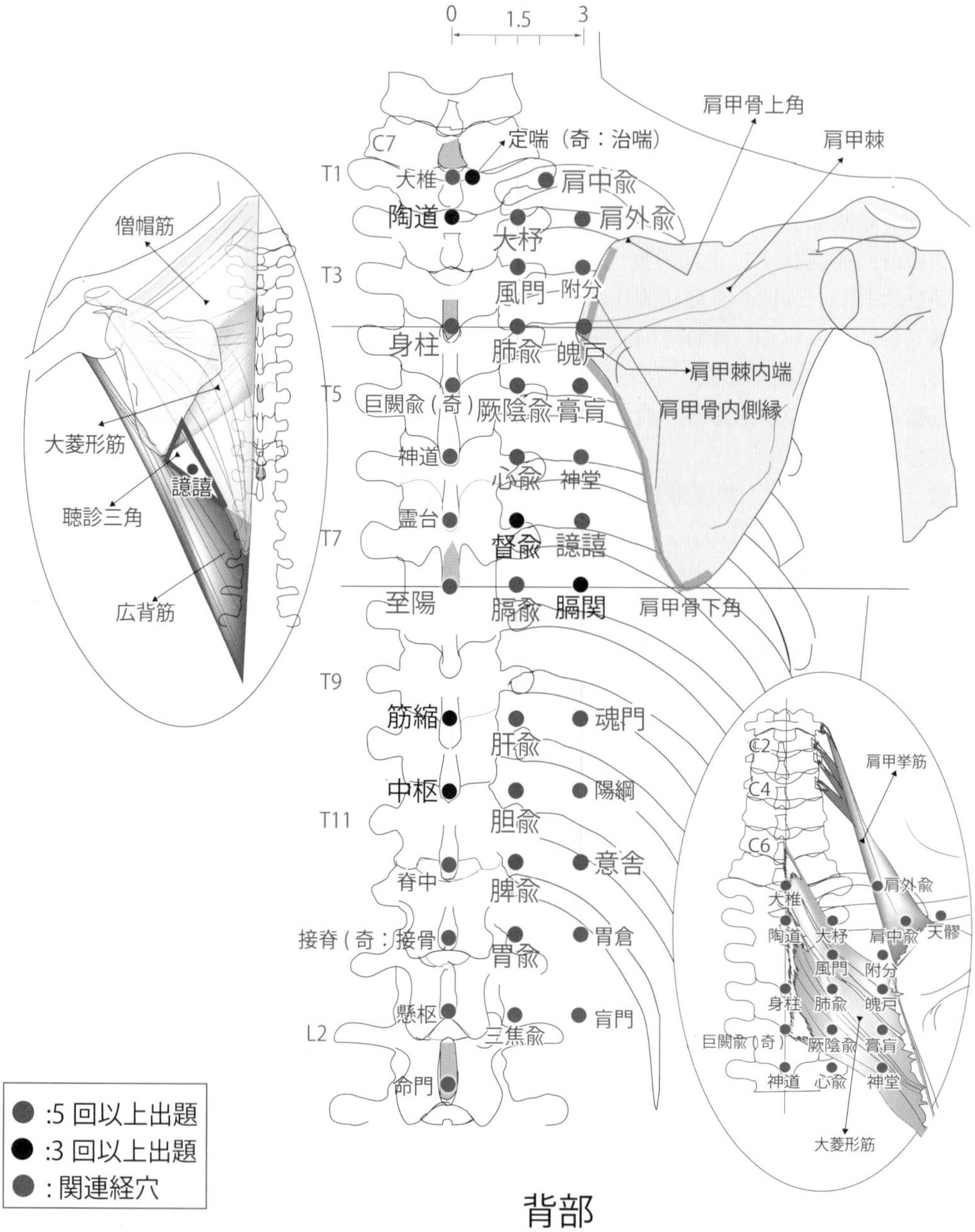

背部

穴埋め演習

取 穴

1. 左右の第 12 肋骨先端を結ぶ線と脊柱との交点が第 2 腰椎棘突起にあたり，第 2・第 3 腰椎棘突起間に督脈の命門（腰部）を取る．その上，第 1・第 2 腰椎棘突起間に懸枢（腰部），第 12 胸椎棘突起・第 1 腰椎棘突起間に奇穴の接脊（別名：接骨），第 11・12 胸椎棘突起間に脊中，第 10・11 胸椎棘突起間に（ ① ），第 9・10 胸椎棘突起間に（ ② ）を取る．第8・9胸椎棘突起間には経穴はない．接脊の外方1.5寸に胃の背部兪穴である太陽膀胱経の（　③　），外方3寸に胃倉を取る．脊中の外方1.5寸に脾の背部兪穴である太陽膀胱経の（　④　），外方3寸に（　⑤　）を取る．（　①　）の外方1.5寸に胆の背部兪穴である太陽膀胱経の（　⑥　），外方3寸に陽綱を取る．なお，左側の（　④　）および（　⑥　）は胃潰瘍で圧痛が認められるボアス点と同部位に位置する．（　②　）の外方1.5寸に肝の背部兪穴である太陽膀胱経の（　⑦　），外方3寸に（　⑧　）を取る．

2. 左右の肩甲骨下角を結ぶ線と脊柱との交点が第7胸椎棘突起にあたり，第7・8胸椎棘突起間に（　⑨　），第6・7胸椎棘突起間に霊台，第5・6胸椎棘突起間に神道，第4・5胸椎棘突起間に奇穴の巨闕兪，第3・4胸椎棘突起間に（　⑩　）を取る．なお，左右の肩甲棘内端を結ぶ線と脊柱との交点が第3胸椎棘突起にあたる．（　⑪　）の外方1.5寸に八会穴の血会である太陽膀胱経の（　⑫　），外方3寸に（　⑬　）を取る．霊台の外方1.5寸に太陽膀胱経の（　⑭　），外方3寸に聴診三角にあたる（　⑮　）を取る．神道の外方1.5寸に心の背部兪穴である太陽膀胱経の（　⑯　），外方3寸に神堂を取る．奇穴の巨闕兪の外方1.5寸に心包の背部兪穴である太陽膀胱経の（　⑰　），外方3寸に（　⑱　）を取る．（　⑱　）への刺鍼は僧帽筋を貫き，大菱形筋に入る．（　⑩　）の外方1.5寸に肺の背部兪穴である太陽膀胱経の（　⑲　），外方3寸に（　⑳　）を取る．
3. 第2・3胸椎棘突起間の1.5寸に（　㉑　），外方3寸に附分を取る．附分は肩甲骨の内側縁で，肩甲棘内端の内上方にあたる．なお，附分から（　⑬　）までの経穴は左右の肩甲骨を開いて取り，左右の肩甲棘内端縁の間は6寸とする．
4. 後頸部で最も突出しているのが第7頸椎棘突起にあたる．頸部を軽く前屈し頭部を回旋すると，第7頸椎の回旋を触れる．第7頸椎棘突起を定め，これを基準に，第1・2胸椎棘突起間に（　㉒　），第7頸椎・第1胸椎棘突起間に大椎（後頸部）を取る．
5. （　㉒　）の外方1.5寸に八会穴の骨会である太陽膀胱経の（　㉓　），外方3寸で肩甲骨上角の内方に（　㉔　）を取る．（　㉔　）は（　㉒　）を通る水平線と肩甲骨内側縁の延長線との交点に取る．第7頸椎・第1胸椎棘突起間に取る大椎（後頸部）の外方2寸，（　㉔　）の内上方に（　㉕　）を取る．（　㉔　），（　㉕　）への刺鍼により，僧帽筋を貫き，肩甲挙筋に入る．また，大椎（後頸部）の両外方0.5寸（1寸とする説もある）に，奇穴の（　㉖　）（別名：治喘）を取る．
6. 菱形筋は，僧帽筋におおわれ，脊柱の棘突起と肩甲骨の内縁の間を結ぶ筋で，上部（第6・7頸椎棘突起を起始とする）の小菱形筋と下部（第1～4胸椎棘突起を起始とする）の大菱形筋に分けられる．肩甲骨の内側縁を内上方に引き，肩甲挙筋とともに肩甲骨の関節窩を下方に向け，挙上した腕を下げるときなどに働く．そのため，肩甲骨の下方回旋筋拘縮による肩の外転障害がみられる場合には，局所施術部位として（　⑱　）などが用いられる．
7. 背部においては肺上界は第7頸椎棘突起の高さにあり，肺下界は肩甲線上では左右とも第10胸椎棘突起の高さにあるので，例えば，魄戸や（　⑱　）などへ刺鍼する際は，気胸の防止のため深刺は禁忌である．

解答　①中枢　②筋縮　③胃兪　④脾兪　⑤意舎　⑥胆兪　⑦肝兪　⑧魂門　⑨至陽　⑩身柱
⑪至陽　⑫膈兪　⑬膈関　⑭督兪　⑮譩譆　⑯心兪　⑰厥陰兪　⑱膏肓　⑲肺兪　⑳魄戸
㉑風門　㉒陶道　㉓大杼　㉔肩外兪　㉕肩中兪　㉖定喘

基礎問題

1 脊中穴の外方3寸にある経穴はどれか．(はき2)

1．附分　2．意舎　3．肓門　4．志室

2 同じ高さにある経穴はどれか．(はき2)

1．身柱と膈関　2．陶道と譩譆　3．至陽と魄戸　4．筋縮と魂門

3 取穴法で正しい記述はどれか．(あマ指3)

1．肩井は肩甲棘の下際のほぼ中央に取る．
2．風門は第1胸椎棘突起の下の外方1.5寸に取る．
3．膏肓は第4胸椎棘突起の下の外方3寸に取る．
4．身柱は第2胸椎棘突起の下に取る．

4 第9胸椎棘突起の下の外方1.5寸にある経穴はどれか．(あマ指3)

1．膈兪　2．肝兪　3．脾兪　4．胃兪

5 第4胸椎棘突起の下の高さにある経穴はどれか．(あマ指4)

1．肺兪　2．厥陰兪　3．心兪　4．膈兪

6 肝兪穴と同じ高さにあるのはどれか．(はき7)

1．至陽　2．筋縮　3．膈関　4．陽綱

7 第3胸椎棘突起の直下にある経穴はどれか．(あマ指1　類似：あマ指7)

1．大椎　2．身柱　3．心兪　4．肺兪

8 胸椎棘突起間の外方3寸の取穴で正しいのはどれか．(はき8)

1．附分は第3－第4の間　2．膈関は第6－第7の間
3．魂門は第8－第9の間　4．意舎は第11－第12の間

9 至陽穴と同じ高さにあるのはどれか．(はき9)

1．肝兪　2．譩譆　3．膈兪　4．魂門

10 身柱穴と同じ高さにあるのはどれか．(あマ指9)

1．肺兪　2．厥陰兪　3．心兪　4．膈兪

11 督脈の外方3寸にある経穴はどれか．(あマ指12)

1．風門　2．肺兪　3．膏肓　4．腎兪

12 肩外兪について誤っているのはどれか．(あマ指17)

1．肩甲挙筋上にある．　2．太陽経に所属する．
3．陶道の外3寸に取る．　4．肩甲棘内端の上際に取る．

13 督兪と同じ高さにあるのはどれか．(はき20)

1．膈兪　2．膏肓　3．譩譆　4．魂門

14 聴診三角にあたる経穴はどれか．（はき 23）

1．魄戸　2．膏肓　3．譩譆　4．魂門

15 肩甲挙筋のトリガーポイント好発部位に当たるのはどれか．（はき 24）

1．肩井　2．肩髃　3．天髎　4．肩外兪

16 至陽と同じ高さにあるのはどれか．（あマ指 24）

1．膈兪　2．肝兪　3．胆兪　4．脾兪

17 奇穴と経穴が同じ高さにある組合せはどれか．（はき 25）

1．定喘 — 肩外兪　2．接脊 — 胃兪　3．痞根 — 腎兪　4．腰眼 — 関元兪

応用問題

1 取穴法で正しい記述はどれか．（はき 6）

1．膏肓は第 4－5 胸椎棘突起間の外方 3 寸に取る．
2．陽池は手関節前面横紋の中央に取る．
3．膈兪は第 9－10 胸椎棘突起間の外方 1.5 寸に取る．
4．腎兪は第 1－2 腰椎棘突起間の外方 1.5 寸に取る．

2 高齢者の肺気腫に対する鍼施術で気胸を起こさないよう注意しなければならない経穴はどれか．（はき 6）

1．定喘　2．天突　3．膏肓　4．膻中

3 大菱形筋上にない経穴はどれか．（はき 7）

1．巨骨　2．魄戸　3．膏肓　4．肺兪

4 同じ高さにある経穴はどれか．（はき 9）

1．脊中と脾兪　2．懸枢と胃兪　3．神闕と腹結　4．中極と横骨

5 鍼施術で気胸を起こさないよう注意しなければならない経穴はどれか．（はき 11）

1．身柱　2．魄戸　3．膻中　4．三焦兪

6 肝兪より高い位置にある経穴はどれか．（あマ指 11）

1．心兪　2．脾兪　3．胃兪　4．腎兪

7 肩背部のこりに対する局所施術における罹患筋と施術部位との組合せで適切でないのはどれか．（はき 12）

1．菱形筋 — 大杼　2．棘下筋 — 天宗　3．肩甲挙筋 — 心兪　4．僧帽筋 — 肩井

8 過多月経の治療穴で八会穴を用いる場合，適切なのはどれか．（はき 13）

1．膻中　2．膈兪　3．大杼　4．懸鍾

9 特発性肋間神経痛による背部から側胸部にかけての痛みに対し，局所治療穴として適切なのはどれか．（あマ指 17）

1．膈兪　2．次髎　3．秩辺　4．中極

10 直刺で刺鍼する場合，気胸を起こす危険性が最も高い経穴はどれか．（はき 20）

1．曲垣　2．臑兪　3．定喘　4．魄戸

11 頸肩部のこりに対する施術で治療対象となる筋と経穴との組合せで正しいのはどれか．（あマ指 22）

1．僧帽筋 ― 肩髃　2．棘上筋 ― 肩貞　3．肩甲挙筋 ― 肩外兪　4．頭板状筋 ― 肩井

12 奇経に所属するのはどれか．（あマ指 22）

1．身柱　2．秩辺　3．消濼　4．蠡溝

13 「35 歳の女性．左側の首の付け根付近のこり感が強い．大杼から上方に引いた線が僧帽筋上部線維の前縁を超えたところの陥凹部に顕著な圧痛・硬結を認めた．頸部の右側屈で左頸部外側から肩にかけて伸張痛がある．上肢症状はない．」
本症例に低周波鍼通電療法を行う場合，陥凹部の圧痛・硬結部と組合せる刺鍼点として最も適切なのはどれか．（はき 23）

1．風池　2．肩井　3．曲垣　4．肩外兪

14 次の文で示す患者の病証に対し，八会穴を用いて治療を行う場合，最も適切なのはどれか．
「35 歳の女性．1 か月前に出産し，現在授乳中だが，乳房に張った感じがなく，乳汁の分泌が少ない．出産時に出血が多かったせいか顔色は青白く，爪や唇の色は白っぽい．舌質は淡，脈は虚細．」（はき 25）

1．膈兪　2．大杼　3．陽陵泉　4．太淵

15 肩こりの施術対象となる筋と局所治療穴の組合せで最も適切なのはどれか．（あマ指 25）

1．僧帽筋 ― 臑兪　2．肩甲挙筋 ― 肩井　3．頭板状筋 ― 肩外兪　4．大菱形筋 ― 膏肓

16 「25 歳の男性．昨日寒い屋外で作業をした後，後頸部から肩甲間部にかけて悪寒が出現した．」本症例の寒気に温熱療法を行う部位で中心となる経穴はどれか．（あマ指 25）

1．臂臑　2．承扶　3．陽白　4．風門

17 ボアスの背部圧痛点に位置する経穴はどれか．（あマ指 25）

1．左脾兪　2．右肝兪　3．左膈兪　4．右三焦兪

18 肩甲骨の下方回旋筋拘縮による肩の外転障害がみられる場合，局所施術部位として最も適切なのはどれか．（はき 26）

1．肩井　2．肩外兪　3．膏肓　4．扶突

解答

基礎問題：[1] 2　[2] 4　[3] 3　[4] 2　[5] 2　[6] 2　[7] 2　[8] 4　[9] 3　[10] 1　[11] 3　[12] 4　[13] 3　[14] 3　[15] 4　[16] 1　[17] 2

応用問題：[1] 1　[2] 3　[3] 1　[4] 1　[5] 2　[6] 1　[7] 3　[8] 2　[9] 1　[10] 4　[11] 3　[12] 1　[13] 4　[14] 1　[15] 4　[16] 4　[17] 1　[18] 3

ポイント

絡脈について

経絡は経脈と絡脈（経脈から分かれた支脈）に分かれる．

経脈は正経十二経脈，十二経別，奇経八脈，絡脈は十五絡脈（別絡・大絡），孫絡を含む．その他として，十二経筋や十二皮部（六経皮部）がある．

十五絡脈（十五大絡・別絡・大絡）とは

正経十二経脈，任脈，督脈，脾の大絡の絡穴より１本ずつ別れ出る．十二経の絡穴より出た絡脈は，**陽経**は表裏関係にあたる陰経に，**陰**経の絡脈は表裏関係にあたる陽経に連絡する．また，督脈は各**陽**経に，任脈は各**陰**経に連絡する．脾の大絡は，足の太陰脾経の**大包**から分かれ，**諸絡の血**をまとめており，全ての絡脈に**鬱血**があるときに用いる．

孫絡とは

絡脈から分かれた支脈で，体表部に表れるものを浮絡という．

十二経筋とは

正経十二経脈の流注上にある筋肉，関節，靭帯などの**運動機能**と関係する．

正経十二経脈と同様に手足の三陰三陽に分けられるが，**臓腑**を絡うことなく，走行は全て**四肢末端**に始まり，**頭部**や**体幹**に終わる．

足三陽経筋は，足に起こり頄（**頬**の付近）に結ぶ．

足三陰経筋は，足に起こり陰器（**生殖器**）に結ぶ．

手三陽経筋は，手に起こり角（**側頭部**）に結ぶ．

手三陰経筋は，手に起こり賁（**心下付近**）に結ぶ．

十二皮部（六経皮部）とは

正経十二経脈の流注上にある皮膚の支配領域であり，手足の同名経は上下別であるものの皮部の名称は同名であることから「六経皮部」ともいわれる．

8　腰部

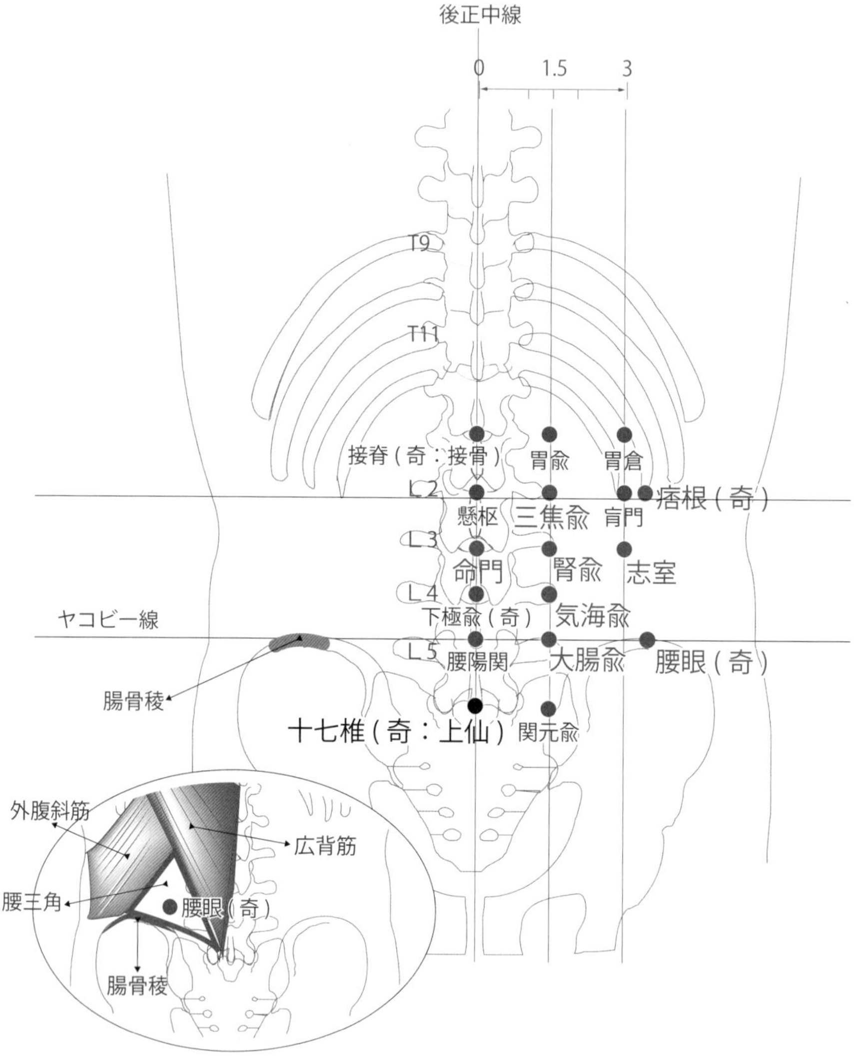

腰部

● :5 回以上出題
● :3 回以上出題
● : 関連経穴

穴埋め演習

取　穴

1. 左右の腸骨稜最高点を結ぶ線（ヤコビー線）と脊柱との交点が第 4 腰椎棘突起にあたり，第 4・5 腰椎棘突起間に腰陽関，第 3・4 腰椎棘突起間に奇穴の下極兪，第 5 腰椎棘突起下方の陥凹部に奇穴の（　①　）（別名：（　②　））を取る．
2. 左右の第 12 肋骨先端を結ぶ線と脊柱との交点が第 2 腰椎棘突起にあたり，第 2・第 3 腰椎棘突起間に督脈の（　③　），第 1・第 2 腰椎棘突起間に同じく督脈の懸枢を取る．
3. 懸枢の外方 1.5 寸に三焦の背部兪穴である太陽膀胱経の（　④　），外方 3 寸に肓門，外方 3.5 寸で第 12 肋骨の下際にあたる部位に奇穴の（　⑤　）を取る．
4. （　③　）の外方 1.5 寸に腎の背部兪穴である太陽膀胱経の（　⑥　），外方 3 寸で第 12 肋骨端下縁の内方に（　⑦　）を取る．
5. 奇穴の下極兪の外方 1.5 寸に（　⑧　）を取る．
6. 腰陽関の外方 1.5 寸に（　⑨　），外方 3.5 寸に奇穴の（　⑩　）を取る．
7. （　⑩　）は患者を直立または伏臥させると，広背筋と腸骨稜および外腹斜筋との間に形成される腰三角にあたる部位のあたかも両眼の如き陥凹部に取る．両手を上げて，体をひねると陥凹部がよく現れる．
8. 第 5 腰椎棘突起と正中仙骨稜との間に位置する奇穴の（　①　）（別名：（　②　））の外方 1.5 寸に関元兪を取る．

解答　①**十七椎**　②**上仙**　③**命門**　④**三焦兪**　⑤**痞根**　⑥**腎兪**　⑦**志室**　⑧**気海兪**　⑨**大腸兪**　⑩**腰眼**

基礎問題

1 第2腰椎棘突起下の外方1.5寸にある経穴はどれか.（あマ指2）

1. 肝兪　2. 大腸兪　3. 小腸兪　4. 腎兪

2 腎兪穴と同じ高さにある経穴はどれか.（あマ指3）

1. 命門　2. 肝兪　3. 巨闕　4. 関元

3 大腸兪穴の取穴法で正しい記述はどれか.（あマ指4）

1. 正中仙骨稜第2仙椎棘突起の下の外方1.5寸に取る.
2. 正中仙骨稜第1仙椎棘突起の下の外方1.5寸に取る.
3. 第4腰椎棘突起の下の外方1.5寸に取る.
4. 第3腰椎棘突起の下の外方1.5寸に取る.

4 第1腰椎棘突起下外方3.5寸に取る経穴はどれか.（はき9）

1. 腰眼　2. 痞根　3. 風市　4. 気海兪

5 背部正中線上にある奇穴はどれか.（はき12）

1. 気海兪　2. 痞根　3. 腰眼　4. 上仙

6 同じ高さにある経穴の組合せはどれか.（あマ指12）

1. 身柱 — 心兪　2. 至陽 — 肝兪　3. 命門 — 三焦兪　4. 腰陽関 — 大腸兪

7 第4腰椎棘突起の下の外方1.5寸にある経穴はどれか.（あマ指13）

1. 腎兪　2. 大腸兪　3. 小腸兪　4. 膀胱兪

8 腰眼の取穴法で正しいのはどれか.（はき23）

1. 第2腰椎棘突起下縁，外方3.5寸　2. 第3腰椎棘突起下縁，外方3.5寸
3. 第4腰椎棘突起下縁，外方3.5寸　4. 第5腰椎棘突起下縁，外方3.5寸

9 奇穴の取り方で正しいのはどれか.（はき24）

1. 内膝眼は膝関節部，膝蓋骨底上際中央の陥凹部に取る.
2. 痞根は第1腰椎棘突起下縁と同じ高さ，後正中線の外方3寸に取る.
3. 十七椎は後正中線上，第5腰椎棘突起下方の陥凹部に取る.
4. 腰痛点は手背，第2・第3および第3・第4中手骨底間の陥凹部の2点に取る.

応用問題

[1] 背部兪穴とその高さとの組合せで正しいのはどれか.（あマ指 19）

1. 厥陰兪 — 第 5 胸椎棘突起の下　2. 脾兪 — 第 10 胸椎棘突起の下
3. 三焦兪 — 第 1 腰椎棘突起の下　4. 小腸兪 — 第 2 仙椎棘突起の下

[2]「18 歳の男子学生. 小学生の頃からバスケットボールを 10 年間続けている. 1 年前から腰痛がある. 下肢症状はないが, L4-L5 の棘突起間に階段状変形を認める.」
罹患部に対する局所治療穴として最も適切な経穴はどれか.（はき 20）

1. 厥陰兪　2. 腎兪　3. 大腸兪　4. 膀胱兪

解答

基礎問題：[1] 4　[2] 1　[3] 3　[4] 2　[5] 4　[6] 4　[7] 2　[8] 3　[9] 3

応用問題：[1] 3　[2] 3

ポイント

四総穴について

身体を四部分に分け, 各部を主治する穴である.

病	肚腹 (腹部)	腰背 (腰部, 背部)	頭項 (頭部, 後頸部)	面口・面目 (顔面部)
経穴 (経脈)	足三里 (足陽明胃経)	委中 (足太陽膀胱経)	列欠 (手太陰肺経)	合谷 (手陽明大腸経)

9　仙骨部，殿部

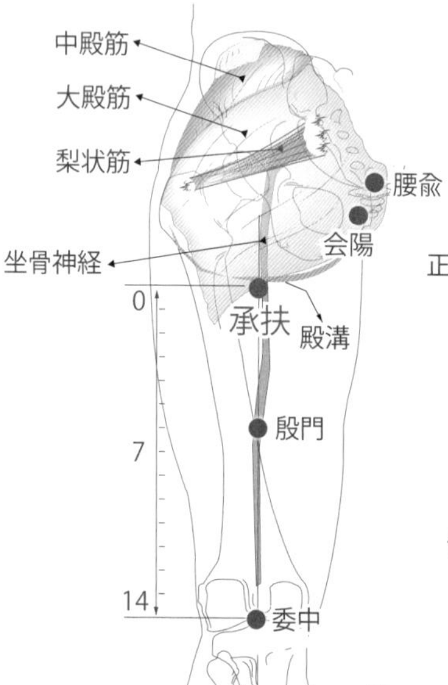

後面

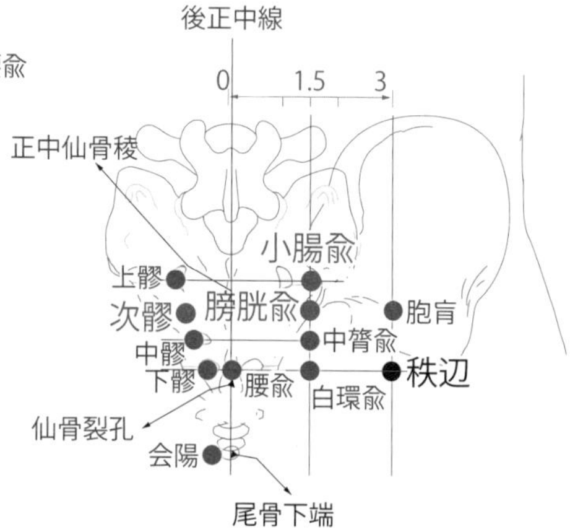

仙骨部

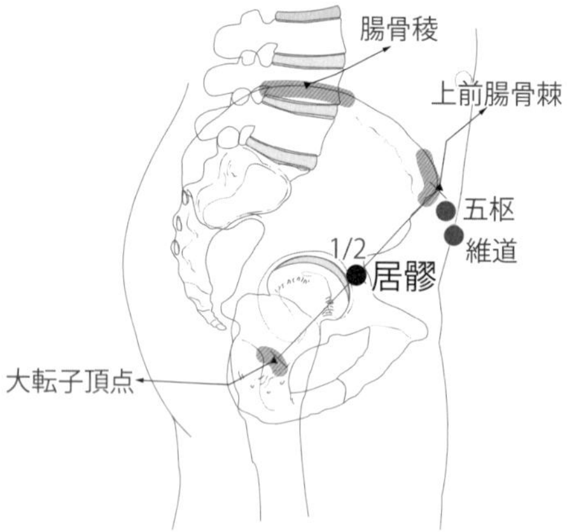

殿部外側面

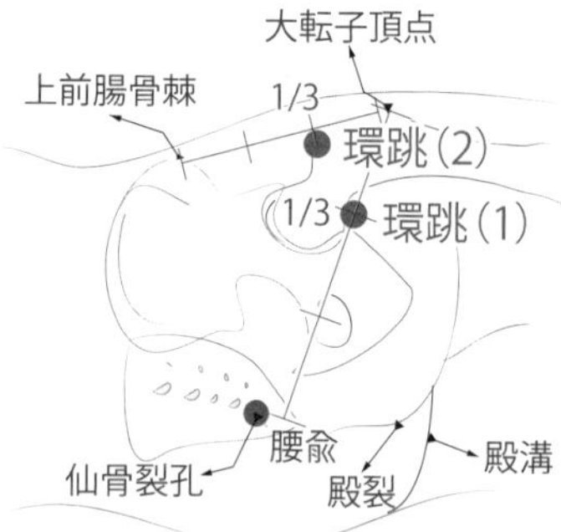

殿部側臥位

● :5 回以上出題
● :3 回以上出題
● :関連経穴

穴埋め演習

取　穴

1. 殿裂の上に仙骨裂孔を触れ，その陥凹部に腰兪を取る．腰兪の外方で第4後仙骨孔に下髎，同じ高さで腰兪の外方1.5寸に白環兪，外方3寸に（ ① ）を取る．（ ① ）付近への刺鍼により大殿筋を貫き，さらに深部内方には梨状筋，深部外方には中殿筋に入る．腰椎椎間板ヘルニアではなく，梨状筋部の圧痛や下肢痛といった坐骨神経痛を訴え，K・ボンネットテストが陽性の場合，梨状筋症候群が疑われ，この部位が治療点となる．
2. 上後腸骨棘下縁の高さで，上後腸骨棘と正中仙骨稜とのほぼ中央の第2後仙骨孔に（ ② ）を取る．
3. （ ② ）から撫で下ろしたとき最初に触れる陥凹部（第3後仙骨孔）に中髎，撫で上げたとき最初に触れる陥凹部（第1後仙骨孔）で，上後腸骨棘の頂点の高さに上髎を取る．
4. 左右の上髎，（ ② ），中髎，下髎の8穴を一般に八髎穴という
5. 上髎の高さで後正中線（正中仙骨稜）の外方1.5寸に小腸の背部兪穴である（ ③ ）を取る．
6. （ ② ）の高さで後正中線（正中仙骨稜）の外方1.5寸に膀胱の背部兪穴である（ ④ ），外方3寸に胞肓を取る．
7. 中髎の高さで後正中線（正中仙骨稜）の外方1.5寸に中膂兪を取る．
8. 尾骨下端の外方0.5寸に太陽膀胱経の会陽を取る．
9. 大腿後面の中線と殿溝との交点に取る（ ⑤ ）の深部には坐骨神経が通る．
10. **維道**（下腹部・少陽胆経）の外下方で，上前腸骨棘と大転子の頂点との中点に少陽胆経の（ ⑥ ）を取る．（ ⑥ ）への刺鍼により，股関節の外転に作用する中殿筋に入る．この筋が麻痺すると，足の挙上側の骨盤が下がり（トレンデレンブルグ徴候），歩行が障害される．
11. 少陽胆経の（ ⑦ ）は，側臥し，股関節を屈曲すると取穴しやすく，腰兪と大転子の頂点を結ぶ線を3等分し，大転子の頂点から3分の1のところに取るという説と，上前腸骨棘と大転子の頂点とを結ぶ線を3等分し，大転子の頂点から3分の1のところに取るという説がある．

解答　①秩辺　②次髎　③小腸兪　④膀胱兪　⑤承扶　⑥居髎　⑦環跳

ポイント

デルマトームと経穴

脊髄神経が分布する皮膚領域をデルマトーム（皮膚分節）といい，八髎穴の部位は後仙骨孔から出る仙骨神経のうちS1～3の後枝の皮枝である中殿皮神経が支配している．さらに深鍼して，後仙骨孔を貫き前仙骨孔に達すると仙骨神経の前枝にあたる．仙骨神経の前枝は，第4，第5腰神経前枝と合流して仙骨神経叢をつくり，仙骨神経叢から出る枝は大坐骨孔を通って，殿部・大腿後面・下腿・足の各筋と皮膚を支配する坐骨神経，会陰部の筋および皮膚を支配する陰部神経，などに分かれる．また，膀胱壁の平滑筋の収縮（排尿）や直腸壁の平滑筋の収縮（排便）や陰茎の血管の弛緩・拡張（勃起）に関与する骨盤内の副交感神経である骨盤内臓神経（S2～4）も仙髄の側角から起始し，仙骨神経に混ざって前仙骨孔から出るため，便秘などの治療でデルマトームを応用した経穴として用いる．

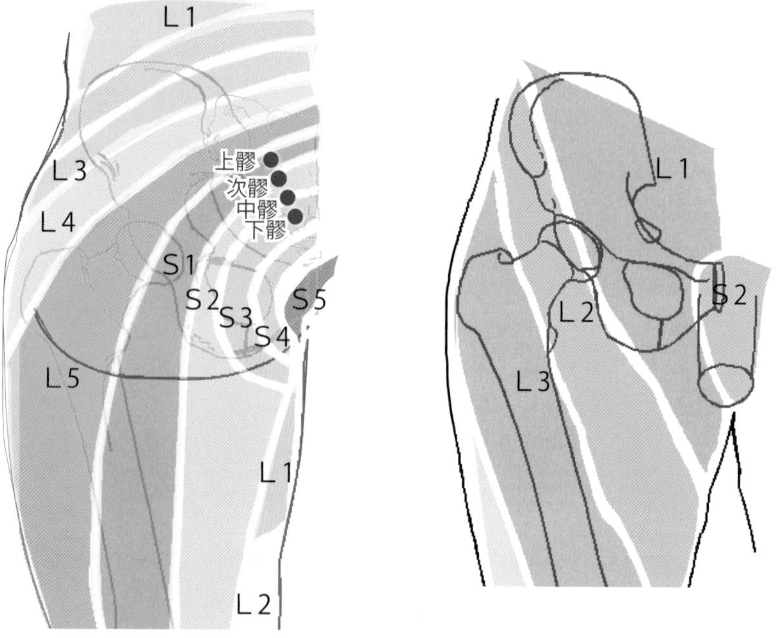

後面　　前面

● :5 回以上出題
● :3 回以上出題
● : 関連経穴

基礎問題

1 仙骨部にある経穴はどれか．（あマ指 19）

1．大巨　2．次膠　3．承扶　4．環跳

応用問題

1 変形性股関節症について，股関節痛に対する局所治療穴として適切なのはどれか．（あマ指 19）

1．環跳　2．殷門　3．梁丘　4．委中

2 次の文で示す患者の患側に対する低周波鍼通電療法の刺鍼部位で最も適切なのはどれか．
「48 歳の女性．右側の立脚相で明らかな左骨盤の沈下を認める．」（はき 23）

1．肓門と腰眼　2．次髎と膀胱兪　3．維道と足五里　4．居髎と環跳

3 次の文で示す患者の罹患筋で最も適切なのはどれか．
「55 歳の男性．左殿部から下肢後面にかけて痛み，しびれがある．以前に下位腰椎の椎間板ヘルニアを発症したことがあり，手術により完治した．秩辺付近に圧痛を認める．K・ボンネットテスト陽性．」（あマ指 23）

1．梨状筋　2．大殿筋　3．大腿方形筋　4．大腿筋膜張筋

4 異常歩行とその原因となる筋に対する局所治療穴との組合せで正しいのはどれか．（はき 24）

1．鶏歩 — 三陰交　2．はさみ脚歩行 — 陽陵泉
3．分回し歩行 — 足三里　4．トレンデレンブルグ歩行 — 居髎

5 次の文で示す症例に対する治療でデルマトームを応用した経穴として最も適切なのはどれか．
「22 歳の女性．主訴は便秘．便意の抑制の習慣化により発症した．近医を受診し，器質的病変は認められなかった．」（はき 25）

1．膈兪　2．胃兪　3．大腸兪　4．中髎

解答

基礎問題：1 2

応用問題：1 1　2 4　3 1　4 4　5 4

10　肩周囲部，肩甲部

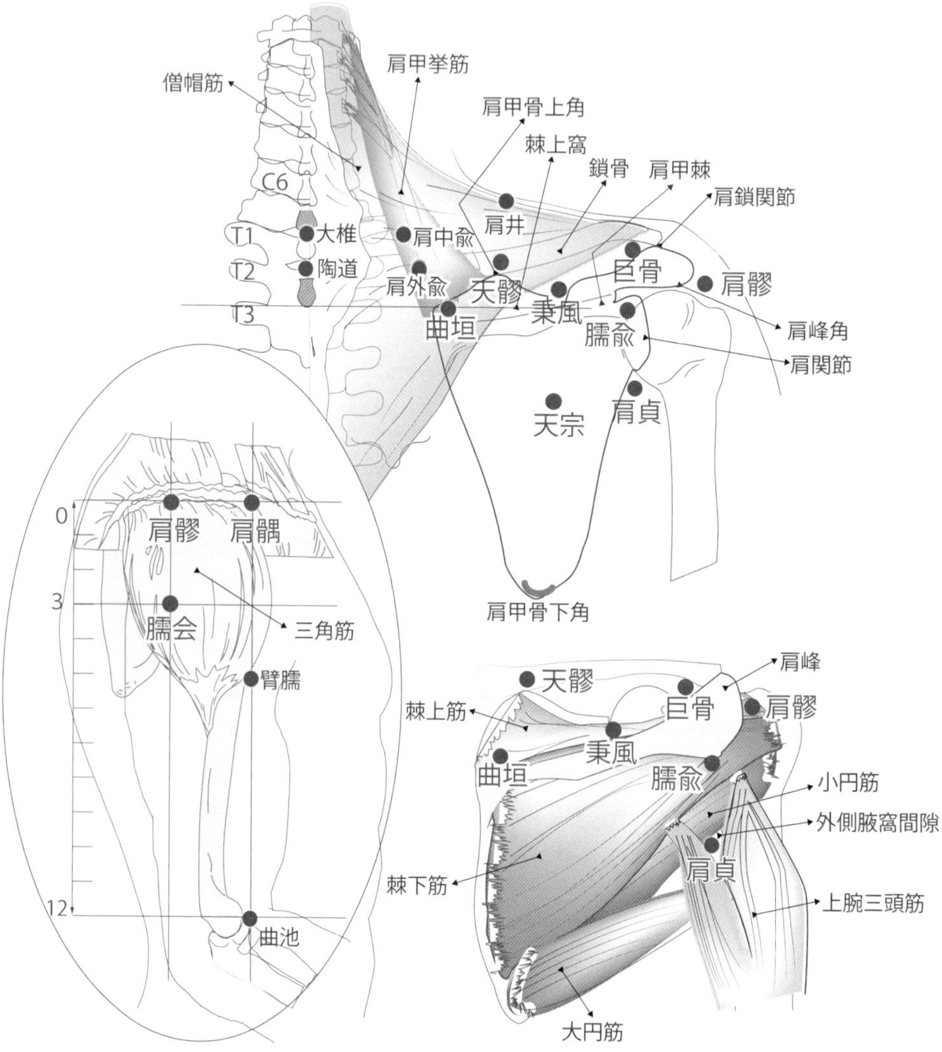

体幹外側面

肩甲部

● :5 回以上出題
● :3 回以上出題
● : 関連経穴

穴埋め演習

概　要

肩周囲部には，前方から陽明大腸経，少陽三焦経，太陽小腸経が並ぶ．

取　穴

1. 大腸経の（　①　）は，肩関節を90度外転したとき，肩峰の前後に現れる2つの陥凹部のうち，前の陥凹部（肩峰外縁の前端と上腕骨大結節の間）に取る．この部位への刺鍼により，三角筋を貫き，肩甲上腕関節腔に入り，肩峰下滑液包と棘上筋腱に至るため，ペインフルアーク徴候で陽性となる棘上筋腱損傷の治療穴として用いる．
2. 大腸経の（　②　）は，棘上窩の外側で，鎖骨の肩峰端と肩甲棘との間，肩鎖関節の後内方の陥凹部に取る．この部位への刺鍼は，僧帽筋の付着に近い部を貫き，棘上筋に入る．
3. 三焦経の（　③　）は，肩関節を90度外転したとき，肩峰の前後に現れる2つの陥凹部のうち，後ろの陥凹部（肩峰角と上腕骨大結節の間）に取る．この部位への刺鍼は，三角筋に入る．
4. 小腸経の（　④　）は，肩関節を内転し，腋窩横紋後端の上方1寸で，三角筋の後側に取る．この部位への刺鍼は，三角筋後縁部付近で大円筋と小円筋の筋溝で，上腕三頭筋部，外側腋窩隙部に入る．外側腋窩隙部からは腋窩神経と後上腕回旋動脈が表層に出る．
5. 小腸経の（　⑤　）は，肩関節を内転し，腋窩横紋後端の上方で，肩甲棘直下の陥凹部に取る．
6. 小腸経の（　⑥　）は，肩甲棘内端の直上で，棘上窩の内側の隅の陥凹中に取り，（　⑤　）と第2胸椎棘突起との中点にあたる．
7. 三焦経の（　⑦　）は**肩井**（後頸部・胆経）と（　⑥　）との中点で，肩甲骨上角の上方に取る．この部位への刺鍼は，僧帽筋を貫き，肩甲骨上角の肩甲挙筋停止部上方付近に達する．
8. 小腸経の（　⑧　）は，肩甲棘の中点と肩甲骨下角とを結ぶ線を3等分し，肩甲棘から3分の1のところにある陥凹部に取る．（　⑤　）の深部や，この部位への刺鍼により，肩関節の外旋に作用する棘下筋に入る．なお，オーバースローの投球動作でリリース期に肩の後方に痛みがある場合，腱板の中で後方にある棘下筋腱と小円筋腱に大きな負荷がかかっているため（　⑧　）や（　④　）が罹患筋への局所施術として選択される．
9. 小腸経の（　⑨　）は，肩甲棘中央の直上（棘上窩）で，肩関節を外転して，陥凹するところに取る．この部位への刺鍼は，僧帽筋を貫き，肩関節の外転に作用する棘上筋に入り，さらに刺入すると肩甲上神経が出る肩甲切痕部付近に達する．

解答　①肩髃　②巨骨　③肩髎　④肩貞　⑤臑兪　⑥曲垣　⑦天髎　⑧天宗　⑨秉風

基礎問題

[1] 手の少陽三焦経に属する経穴はどれか.（はき 1）

1. 天髎　2. 禾髎　3. 巨髎　4. 下髎

[2] 僧帽筋上部線維上にある経穴はどれか.（はき 2）

1. 翳風　2. 臂臑　3. 肩髎　4. 天髎

[3] 手の陽明大腸経に属する経穴はどれか.（あマ指 3）

1. 肩髎　2. 肩髃　3. 肩貞　4. 肩中兪

[4] 次の文で示す経穴はどれか.

「肩関節の下際で上腕後側の上部，腋窩横紋後端の上方 1 寸に取る.」（あマ指 5）

1. 肩貞　2. 肩中兪　3. 肩髃の下方 3 寸　4. 肩井

[5] 棘上筋上にある経穴はどれか.（はき 12）

1. 肩貞　2. 巨骨　3. 肩髎　4. 臑兪

[6] 経穴と筋の組合せで正しいのはどれか.（あマ指 23）

1. 肩髎 — 三角筋　2. 肩外兪 — 前鋸筋　3. 肩井 — 肩甲挙筋　4. 肩貞 — 僧帽筋

[7] 小円筋のトリガーポイント好発部位に当たるのはどれか.（はき 25）

1. 天宗　2. 肩貞　3. 秉風　4. 肩外兪

[8] 肩関節を 90 度外転したとき，肩峰の前の陥凹部に取るのはどれか.（あマ指 26）

1. 肩井　2. 肩髃　3. 肩膠　4. 肩貞

[9] 肩甲骨上角の上方陥凹部にある経穴はどれか.（あマ指 28　類似：はき 22）

1. 天髎　2. 天宗　3. 臑会　4. 肩外兪

応用問題

[1] 取穴法で正しい記述はどれか.（はき 2）

1. 風池は瘂門の外方 1.3 寸で後髪際に取る.
2. 巨骨は肩甲棘のほぼ中央上際に取る.
3. 曲垣は肩甲棘内端の上際にとる.
4. 膏肓は第 3，第 4 胸椎棘突起間の外方 3 寸に取る.

[2] スポーツ障害と患部への刺鍼部位との組合せで適切なのはどれか.（はき 6）

1. 外側上顆炎 — 陽陵泉　2. 内側上顆炎 — 陰陵泉

3. 膝蓋靱帯炎 — 足三里　4. 棘上筋腱損傷 — 肩髃

[3] 次の文で示す患者の病態に対する治療穴で適切なのはどれか.

「45 歳の女性. 1 年前から水泳を始めた. 最近クロールの際右肩に痛みが起こる. ペインフルアークサイン陽性.」（はき 8）

1. 臑会　2. 天府　3. 肩髃　4. 肩外兪

4 秉風穴から神経刺鍼を目的として治療を行う場合，対象としている肩関節の運動障害はどれか．（はき 9）

1．屈曲　2．伸展　3．外転　4．内旋

5 肩関節を外旋すると天宗穴付近に痛みがみられる場合，施術対象となる罹患筋はどれか．（あマ指 14）

1．棘下筋　2．棘上筋　3．大円筋　4．肩甲下筋

6 肩関節の外転筋に対する鍼通電療法で刺鍼部位として適切な経穴はどれか．（はき 15）

1．秉風・巨骨　2．肩外兪・肩中兪　3．臑会・消濼　4．肩貞・天宗

7「56 歳の男性．半年前から右肩関節の痛みが出現した．肩のエックス線検査では異常はない．1 か月前から夜間痛はなくなり，肩関節の外転，外旋時に軽度の痛みが出現する．肩甲上腕リズムの異常が著明である．スピードテスト陰性，ドロップアームサイン陰性．」疼痛軽減を目的とした局所治療穴で適切なのはどれか．（はき 19）

1．中府　2．臑兪　3．天泉　4．肘髎

8 棘上筋のこりに対して鍼通電療法を行う場合，刺鍼部位の組合せとして最も適切なのはどれか．（はき 21　類似：はき 6）

1．天柱 — 肩井　2．秉風 — 曲垣　3．臑兪 — 天宗　4．臂臑 — 肩貞

9 野球選手の慢性期の肩インピンジメント症候群に対する局所治療穴で，最も適切なのはどれか．（はき 21）

1．肩貞　2．肩髃　3．肩井　4．肩外兪

10 絞扼性神経障害について罹患神経と局所治療穴の組合せで正しいのはどれか．（あマ指 23）

1．腋窩神経 — 肩貞　2．筋皮神経 — 消濼　3．正中神経 — 外関　4．橈骨神経 — 支正

11 肩関節周囲炎の内旋制限に対し，拘縮している筋への施術で適切な経穴はどれか．（はき 24　類似：あマ指 19）

1．肩井　2．曲垣　3．天宗　4．中府

12 次の文で示す症例について，罹患筋への局所施術として最も適切な経穴はどれか．
「14 歳の男子．野球の投手．オーバースローの投球動作でリリース期に肩の後方に痛みがある．」（あマ指 28　類似：はき 15）

1．天宗　2．臂臑　3. 臑会　4. 肩髎

解答

基礎問題：1 1　2 4　3 2　4 1　5 2　6 1　7 2　8 2　9 1

応用問題：1 3　2 4　3 3　4 3　5 1　6 1　7 2　8 2　9 2　10 1　11 3　12 1

11　上腕（前外側，内側面，前面）

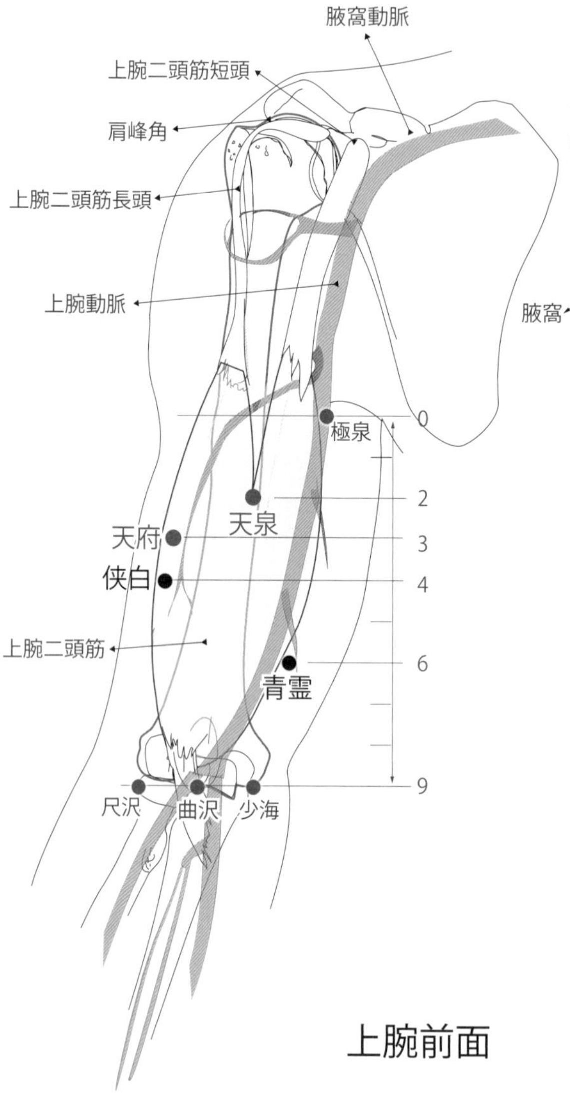

上腕前面

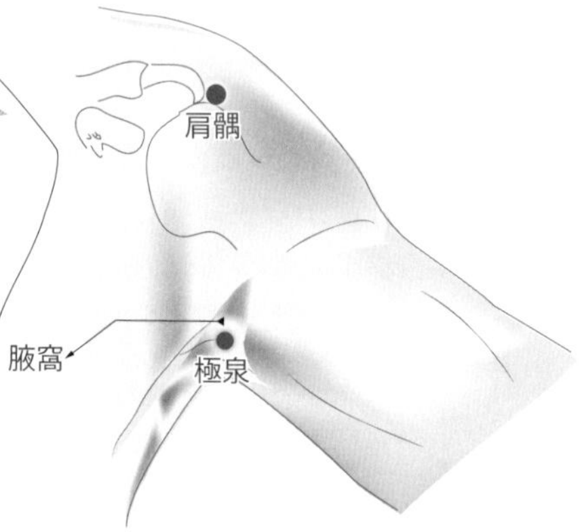

上腕前面

- ●:5 回以上出題
- ●:3 回以上出題
- ●:関連経穴

穴埋め演習

概　要

上腕には，前外側に太陰肺経，外側（後外側）に陽明大腸経，内側面（前内側）に少陰心経，前面に厥陰心包経，後面に少陽三焦経が走行している．

取　穴

1. 肺経の経穴を取穴するには，まず，肘を軽く曲げて上腕二頭筋腱を緊張させ，その外側陥凹部，肘窩横紋上に**尺沢**（肘前部・肺経）を取る．その**尺沢**と腋窩横紋の前端とを結ぶ線（9寸）を3等分し，腋窩横紋前端から3分の1（3寸）のところ，上腕二頭筋の外側縁に（　①　）を取り，その下方1寸で上腕二頭筋の外側縁に**侠白**を取る．
2. 心経の経穴を取穴するには，まず，腋窩の中央で，腋窩動脈拍動部に**極泉**（腋窩・心経）を取る．次に，肘関節を屈曲し，上腕骨内側上顆と肘窩横紋の内側端との中点に心経の合水穴である**少海**（肘前内側・心経）を取る．肩関節を外転・外旋させ，その**極泉**と**少海**を結ぶ線（9寸）を3等分し，**少海**から3分の1のところ，上腕二頭筋の内側縁に**青霊**をとる．
3. 心包経の経穴を取穴するには，まず，肘関節を屈曲して上腕二頭筋腱を緊張させ，その腱の内側陥凹中，あるいは，**尺沢**（肘前部・肺経）と**少海**（肘前内側・心経）とのほぼ中点の上腕動脈拍動部に心包経の合水穴である**曲沢**（肘前面・心包経）を取る．その**曲沢**と腋窩横紋前端までを9寸とし，腋窩横紋前端の下方2寸，上腕二頭筋長頭と短頭との筋溝，深部には上腕動脈が通る（　②　）を取る．

解答　①天府　②天泉

11　上腕（外側，後面）

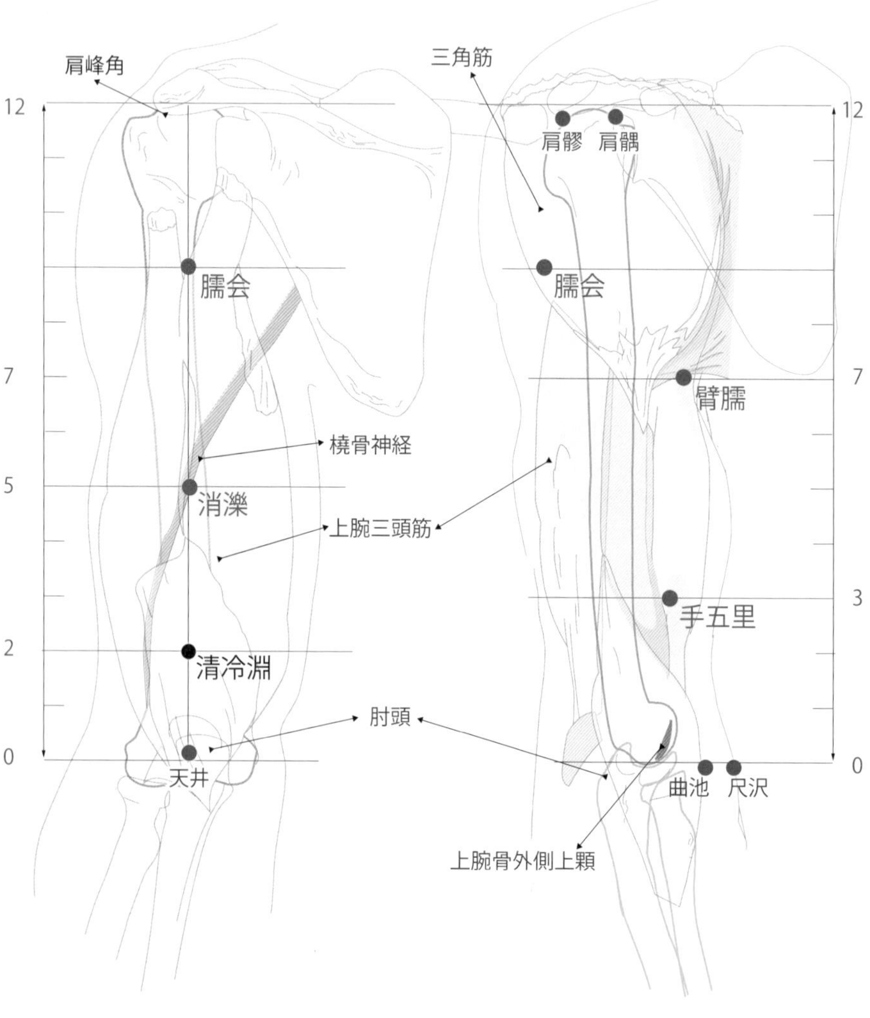

上腕後面　　上腕外側面

●:5 回以上出題
●:3 回以上出題
●: 関連経穴

穴埋め演習

概　要

上腕には，前外側に太陰肺経，外側（後外側）に陽明大腸経，内側面（前内側）に少陰心経，前面に厥陰心包経，後面に少陽三焦経が走行している．

取　穴

1. 大腸経の経穴を取穴するには，まず，肘を深く曲げ，肘窩横紋外端の陥凹部，または尺沢（肘前部・肺経）と上腕骨外側上顆を結ぶ線上の中点に大腸経の合土穴である**曲池**（肘外側・大腸経）を取る．次に，肩関節を90度外転したとき，肩峰の前後に現れる2つの陥凹部のうち，前の陥凹部に**肩髃**（肩周囲部・大腸経）を取る．その**曲池**と**肩髃**とを結ぶ線上，**曲池**の上方3寸，上腕三頭筋の外側縁に（　①　）を取り，**曲池**の上方7寸（**肩髃**の下方約3寸），三角筋の前縁に（　②　）を取る．なお，（　①　）の深部には橈骨神経幹が通る．
2. 三焦経の経穴を取穴するには，まず，肘頭と肩峰角とを結ぶ（上肢を下垂したとき1尺2寸，肩関節を90度外転したとき1尺とする）．肘関節を伸展し，肘頭の上方2寸に清冷淵，上方5寸（中点の下方1寸）の橈骨神経溝中に（　③　），肩峰角の下方3寸で，三角筋の後下縁に（　④　）を取る．

解答　①手五里　②臂臑　③消濼　④臑会

基礎問題

[1] 上腕二頭筋の外側縁にある経穴はどれか．(はき 21)

1．天渓　2．天髎　3．天泉　4．天府

[2] 肩峰角の下方 3 寸，三角筋の後下縁にある経穴はどれか．(あマ指 21)

1．天髎　2．臂臑　3．肩貞　4．臑会

応用問題

[1] 次の文で示す患者の症状発現部位への治療穴で適切でないのはどれか．(はき 6)
「40 歳の男性．半年前から腕が痛む．C_5 デルマトーム領域の知覚鈍麻．スパーリングテスト陽性．」

1．侠白　2．臑会　3．肩髃　4．肩貞

[2] 上腕動脈の走行上にない経穴はどれか．(はき 15)

1．臂臑　2．天泉　3．青霊　4．曲沢

[3] 橈骨神経溝中に取穴する経穴はどれか．(あマ指 18)

1．臂臑　2．消濼　3．尺沢　4．小海

[4] 経穴と動脈との組合せで正しいのはどれか．(はき 19)

1．築賓 — 腓骨動脈　2．聴会 — 顔面動脈
3．天泉 — 上腕動脈　4．豊隆 — 後脛骨動脈

[5] 末梢神経麻痺の罹患神経と局所治療穴との組合せで正しいのはどれか．(あマ指 19)

1．橈骨神経 — 手五里　2．筋皮神経 — 小海
3．総腓骨神経 — 陰陵泉　4．閉鎖神経 — 承筋

[6] 罹患筋への治療穴として天泉を用いる疾患で，陽性となる可能性が最も高い理学検査はどれか．(はき 28)

1．スピードテスト　2．ペインフルアークサイン
3．フローマン徴候　4．ティアドロップ徴候

解答
基礎問題：[1] 4　[2] 4
応用問題：[1] 1　[2] 1　[3] 2　[4] 3　[5] 1　[6] 1

ポイント

デルマトーム（皮膚分節）について

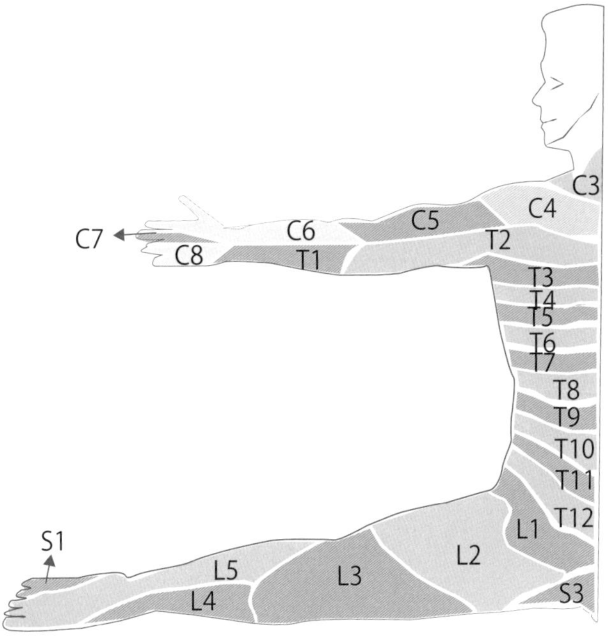

前面

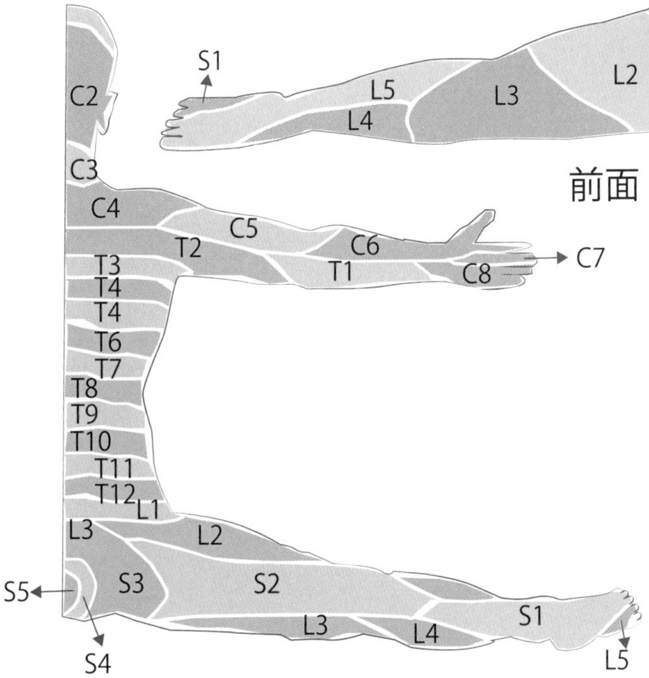

後面

12　肘（前部，前内側，前面）

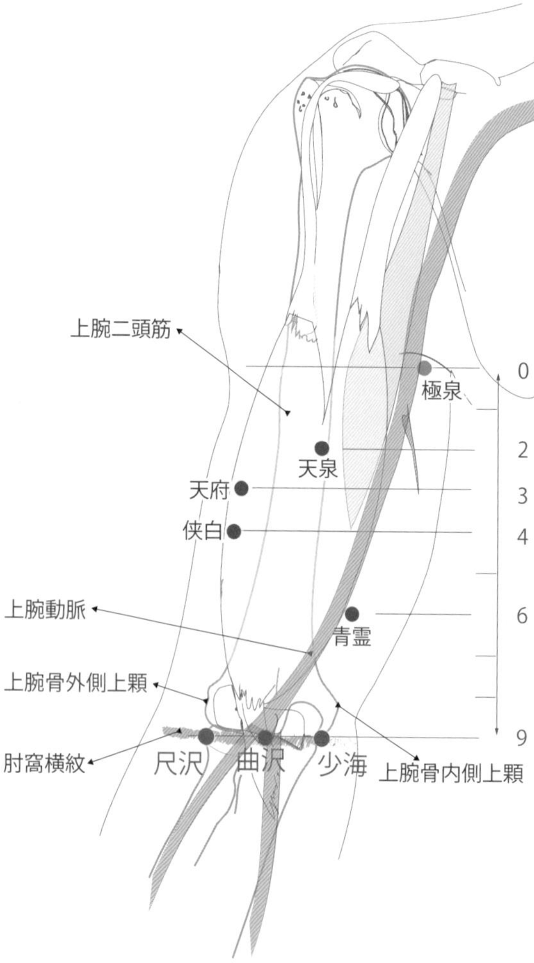

肘前面

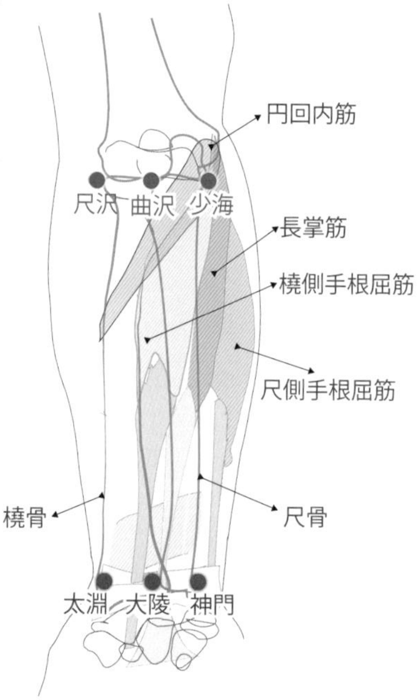

前腕前面

● :5 回以上出題
● :3 回以上出題
● : 関連経穴

穴埋め演習

概　要

肘には，前部の肘窩に太陰肺経，外側及び後外側の肘窩横紋外端に陽明大腸経，前内側の肘窩横紋内端に少陰心経，後内側の尺骨神経溝に太陽小腸経，前面の肘窩に厥陰心包経，後面の肘頭に少陽三焦経の6つの経絡が通る．

取　穴

1. 肘前部に位置する肺経の経穴は合水穴の（　①　）で，肘を軽く曲げて上腕二頭筋を緊張させ，その外側陥凹部，肘窩横紋上に取る．この（　①　）から腋窩横紋の前端までの長さを9寸，手関節前面横紋上で橈骨動脈拍動部に取る**太淵**（手関節前外側・肺経）までの長さを1尺2寸とする．
2. 肘前内側に位置する心経の経穴は合水穴の（　②　）で，肘関節を屈曲し，上腕骨内側上顆と肘窩横紋の内側端との中点に取る．この（　②　）から腋窩の中央で，腋窩動脈拍動部に取る極泉（腋窩）までの長さを9寸，豆状骨上縁の橈側で，手関節前面横紋上，尺側手根屈筋腱の外側に取る心の原穴で心経の兪土穴である**神門**（手関節前内側・心経）までの長さを1尺2寸とする．（　②　）への刺鍼により，正中神経の支配を受ける円回内筋に入る．
3. 肘前面に位置する心包経の経穴は合水穴の（　③　）で，肘関節を屈曲して上腕二頭筋腱を緊張させ，その腱の内側陥凹中に取る．（　③　）は，（　①　）と（　②　）とのほぼ中点にあたり，上腕動脈の拍動部であり，近傍に正中神経が通る．正中神経から分岐する前骨間神経が圧迫や絞扼を受けると，ティアドロップサインが陽性（母指と示指で丸を作らせると完全な丸（パーフェクトO）にならず，母指は第1関節過伸展（そり返り），示指も第1関節過伸展となって涙のしずくに似た形になる）となる．この（　③　）から腋窩横紋前端までの長さを9寸，手関節前面横紋の中央で，橈側手根屈筋腱と長掌筋腱との間に取る心包の原穴で心包経の兪土穴である**大陵**（手関節前面・心包経）までの長さを1尺2寸とする．

解答　①尺沢　②少海　③曲沢

12 肘（外側，後外側，後内側，後面）

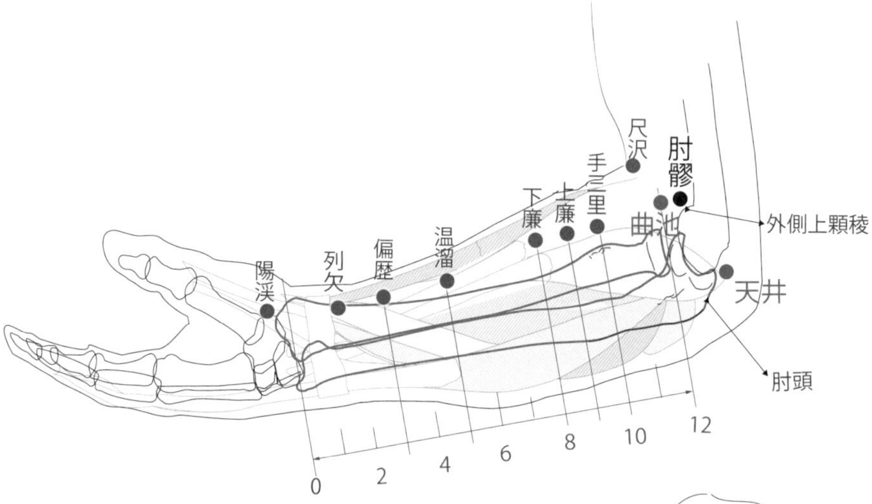

前腕外側面

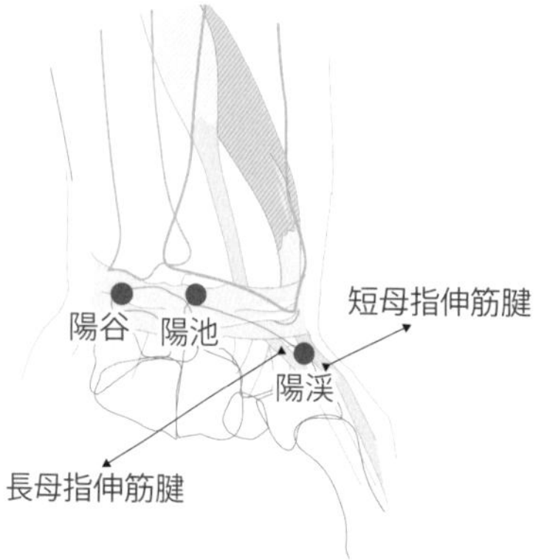

前腕後面

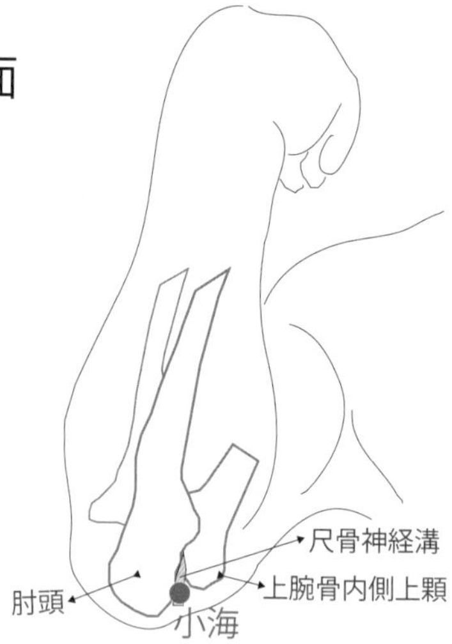

肘後面

- ● :5 回以上出題
- ● :3 回以上出題
- ● : 関連経穴

穴埋め演習

取　穴

1. 肘外側には，大腸経の合土穴である（　①　）があり，肘を深く曲げ，肘窩横紋外端の陥凹中，あるいは**尺沢**（肺経）と上腕骨外側上顆とを結び線上の中点に取る．この（　①　）から，タバコ窩（橈骨小窩）の陥凹部で，手関節背側横紋橈側，橈骨と舟状骨との間に取る**陽渓**（手関節後外側・大腸経）までの長さを1尺2寸とする．（　①　）への刺鍼は，長・短橈側手根伸筋に入るため，例えば，チェアテストやトムセンテスト，中指伸展テストで陽性となるテニス肘（上腕骨外側上顆炎）の治療に用いられたり，深部には橈骨神経があるため，橈骨神経麻痺の治療に用いられる．
2. 同じく大腸経の（　②　）は（　①　）の後上方で，上腕骨外側上顆の上縁あたりで，上腕骨の外側縁下端で外側上顆へ斜めに連なる部分（外側上顆稜）の前縁に取る．
3. 肘後内側に位置する小腸経の経穴は合土穴の（　③　）で，肘関節を軽く屈曲し，肘頭と上腕骨内側上顆の間の陥凹部にある尺骨神経溝中（圧すると前腕内側から小指にひびく）に取る．この小海から手関節の後内側，三角骨と尺骨茎状突起の間の陥凹部，尺側手根伸筋腱の内側に取る小腸経の経火穴である**陽谷**（手関節後内側）までの長さを1尺2寸とする．この部位（肘部管）で尺骨神経が絞扼を受けると尺側手根屈筋，小指球筋，母指内転筋，骨間筋群などの麻痺のため，把持などの手の巧緻運動が障害され，鷲手（鉤爪手）となり，フローマン徴候（両手の母指と示指で紙をつまみ，反対方向に引っ張る時に母指の第1関節が曲がれば陽性），ティネル徴候で陽性となる．
4. 肘後面に位置する三焦経の経穴は合土穴である（　④　）で，肘頭の上方1寸で，肘関節をやや屈曲したときにできる陥凹部（肘頭窩）に取る．便宜上，肘頭から肩峰角（肩甲棘の後縁を外側にたどるとき，肩峰外側縁への移行部に触れる，下方に突き出している角）までの長さを，上肢を下垂したとき1尺2寸，肩関節を90度外転したとき1尺とする．また，肘頭から，手関節後面横紋のほぼ中央で，総指伸筋腱と小指伸筋腱との間の陥凹中に取る**陽池**（手関節後面・三焦経）までの長さを1尺2寸とする．

解答　①曲池　②肘髎　③小海　④天井

基礎問題

1 肘窩にある経穴はどれか.（あマ指 1）

1. 曲池　2. 曲沢　3. 陽池　4. 陽谷

2 陰の経絡の経穴はどれか.（あマ指 5）

1. 合谷　2. 曲池　3. 手三里　4. 尺沢

3 肘関節部にある経穴はどれか.（あマ指 7）

1. 太淵　2. 陽池　3. 大陵　4. 尺沢

4 橈骨神経の支配領域にある経穴はどれか.（はき 8）

1. 尺沢　2. 天井　3. 内関　4. 神門

5 上腕骨外側上顆の前にある経穴はどれか.（はき 10）

1. 曲沢　2. 天井　3. 曲池　4. 少海

6 手の陰経に所属する経穴はどれか.（あマ指 15）

1. 曲池　2. 支正　3. 少海　4. 少沢

7 経穴と神経との組合せで正しいのはどれか.（あマ指 19）

1. 陽陵泉 — 脛骨神経　2. 臑会 — 肩甲上神経　3. 地機 — 閉鎖神経　4. 少海 — 正中神経

8 上腕動脈拍動部にある経穴はどれか.（あマ指 23）

1. 曲沢　2. 尺沢　3. 少海　4. 小海

9 直刺して円回内筋にあたる経穴はどれか.（はき 24）

1. 四瀆　2. 少海　3. 郄門　4. 尺沢

10 肘頭と上腕骨内側上顆の間の陥凹部にある経穴はどれか.（あマ指 26　類似：はき 23）

1. 尺沢　2. 曲沢　3. 少海　4. 小海

応用問題

1 次の文で示す運動麻痺に対し，罹患神経への局所治療穴で適切なのはどれか.
「手の母指内転運動の障害があり，骨間筋の萎縮がみられる.」（はき 12）

1. 郄門　2. 曲池　3. 小海　4. 臂臑

2 末梢神経麻痺による症状と罹患神経を対象とした治療穴との組合せで正しいのはどれか.
（はき 16）

1. 下垂手 — 郄門　2. ワシ手 — 小海　3. 下垂足 — 委中　4. 鉤足 — 陽陵泉

3 次の文で示す患者の病態に対し，罹患部への局所治療穴として適切なのはどれか.
「62 歳の男性. 前腕尺側に痛みがあり，薬指・小指にしびれがある. 上腕骨外顆骨折の既往があり，フローマン徴候陽性.」（はき 17）

1. 小海　2. 曲池　3. 天井　4. 孔最

[4] バックハンド型テニス肘の患者に対する局所治療穴で適切なのはどれか.
（はき 20　類似：はき 10）

1. 曲池　2. 尺沢　3. 曲沢　4. 少海

[5] 「20 歳の男性. 社会人野球選手. 連日バッティング練習を続けていたところ, グリップエンドが当たる左手根部に強い痛みを感じ, 手に力が入りにくくなった. エックス線検査で骨折が認められた. 現在, 小指にしびれが残っている.」
罹患神経に直接刺激を与えるのに最も適切な経穴はどれか. （はき 20）

1. 尺沢　2. 曲沢　3. 小海　4. 天井

[6] 局所治療穴として小海穴が最も適切な理学検査所見はどれか. （はき 21）

1. ヤーガソンテスト陽性　2. ダウバーン徴候陽性
3. チェアテスト陽性　4. ティネル徴候陽性

[7] 小海への圧迫法が最も有効なのはどれか. （あマ指 23）

1. 肘部管症候群　2. ドケルバン病　3. 上腕骨炎外側上顆炎　4. フォルクマン拘縮

[8] 末梢神経麻痺と罹患筋への低周波鍼通電療法で用いる経穴との組合せで正しいのはどれか. （はき 24　類似：あマ指 25）

1. 筋皮神経麻痺 ― 外関・陽池　2. 橈骨神経麻痺 ― 曲池・合谷
3. 正中神経麻痺 ― 支正・小海　4. 尺骨神経麻痺 ― 郄門・内関

[9] 頸部の神経根障害により手関節背屈と肘関節屈曲の筋力低下がみられる患者に対し, デルマトームを考慮して治療する場合, 最も適切な治療穴はどれか. （はき 26）

1. 曲池　2. 曲沢　3. 小海　4. 少海

[10] 次の文で示す神経麻痺の罹患神経に対して低周波鍼通電療法を行う場合, 経穴の組合せとして最も適切なのはどれか.
「手背の骨間溝が著明で鉤爪指がみられるが, パーフェクト O は正常であった.」（はき 26）

1. 偏歴 ― 曲池　2. 太淵 ― 孔最　3. 内関 ― 郄門　4. 支正 ― 小海

[11] 次の文で示す症例に対して障害神経を考慮して循経取穴を行う場合, 最も適切な治療穴はどれか.
「46 歳の女性. 最近, 指尖で物をつまむピンチ動作ができなくなったため来院. ティアドロップ徴候は陽性. 知覚障害は認められなかった.」（はき 26）

1. 肘髎　2. 小海　3. 消濼　4. 曲沢

解答

基礎問題：[1] 2　[2] 4　[3] 4　[4] 2　[5] 3　[6] 3　[7] 4　[8] 1　[9] 2　[10] 4
応用問題：[1] 3　[2] 2　[3] 1　[4] 1　[5] 3　[6] 4　[7] 1　[8] 2　[9] 1　[10] 4　[11] 4

13 前腕（肺経，心経，心包経）

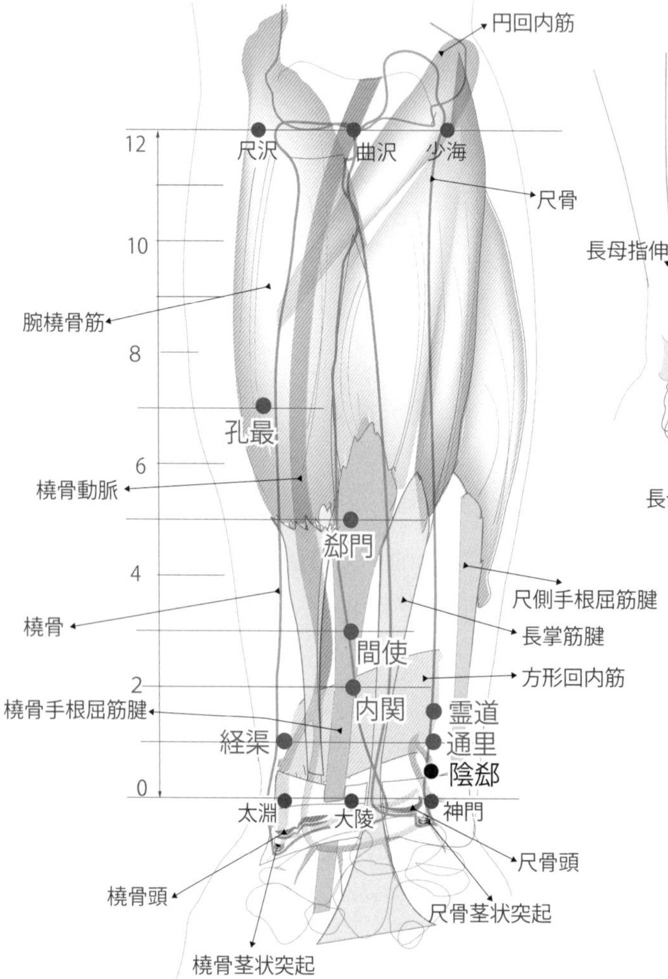

前腕前面

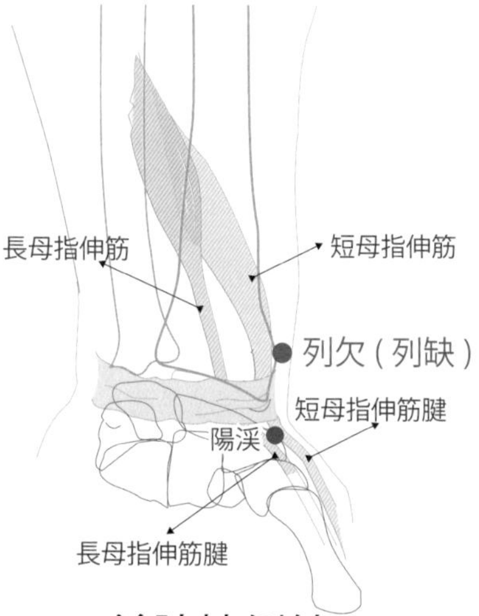

前腕橈側外面

- :5 回以上出題
- :3 回以上出題
- : 関連経穴

穴埋め演習

概　要

前腕には，前外側及び橈側に太陰肺経，後外側に陽明大腸経，前内側に少陰心経，後内側に太陽小腸経，前面に厥陰心包経，後面に少陽三焦経の6つの経絡が通る．

取　穴（肺経，心経，心包経）

1. 肺経は，まず，肘前部，肘窩横紋上，上腕二頭筋腱外方の陥凹部に**尺沢**を取り，手関節横紋上で，橈骨動脈拍動部に**太淵**を取る．次に，この**尺沢**と**太淵**とを結ぶ線の長さを1尺2寸として，その中点の上方1寸（つまり太淵の上7寸），腕橈骨筋上（さらにその深部には円回内筋）に，肺経の郄穴（急性症状の反応点・診断点・治療点）である（　①　）を取る．また，**太淵**から**尺沢**に向けて上方1寸で，橈骨下端の外側で最も高くなっているところと橈骨動脈との間に肺経の経金穴である（　②　），上方1.5寸で，母指を外転･伸展して長母指外転筋腱と短母指伸筋を緊張させ，その間の溝に，肺経の絡穴，四総穴，八脈交会穴である（　③　）を取る．
2. 心経は，まず，肘前内側，上腕骨内側上顆の前縁，肘窩横紋と同じ高さに**少海**を取り，手関節前内側，尺側手根屈筋腱の橈側縁，手関節掌側横紋上に**神門**を取る．次に，この**神門**と**少海**とを結ぶ線の長さを1尺2寸として，**神門**の上方0.5寸で尺骨頭下縁の高さ，尺側手根屈筋腱の外側に心経の郄穴である（　④　），上方1寸で尺側手根屈筋腱の外側に心経の絡穴である（　⑤　），上方1.5寸で尺骨頭上縁の高さ，尺側手根屈筋腱の外側で心経の経金穴である（　⑥　）を取る．**神門**から**少海**までの深部には尺骨神経が通っており，尺骨神経管（ギヨン管）などで絞扼を受けると尺側手根屈筋，小指球筋などの麻痺のため，把持などの手の巧緻運動が障害され，鷲手（鉤爪手）となり，フローマン徴候（両手の母指と示指で紙をつまみ，反対方向に引っ張る時に母指の第1関節が曲がれば陽性），ティネル徴候で陽性となる．
3. 心包経は，まず，肘前面，肘窩横紋上，上腕二頭筋腱内方の陥凹部に曲沢を取り，手関節前面，長掌筋腱と橈側手根屈筋腱の間，手関節掌側横紋上に大陵を取る．次に，この大陵と曲沢とを線で結ぶ線の長さを1尺2寸として，大陵の上方2寸で，橈側手根屈筋腱と長掌筋腱との間に心包経の絡穴，八脈交会穴で，つわりや乗物酔いなどの吐き気の特効穴として用いる（　⑦　）を取る．（　⑦　）への深刺により，浅指屈筋や深指屈筋腱に入り，さらに方形回内筋に達し，浅指屈筋の深層には正中神経が走行する．また，大陵と曲沢とを結ぶ線を4等分し，大陵から4分の1のところ（3寸），長掌筋腱と橈側手根屈筋腱との間に心包経の経金穴である（　⑧　）を取り，曲沢と大陵とを結ぶ線の中点の下方1寸（大陵から5寸）で，長掌筋腱と橈側手根屈筋腱との間を通り，浅指屈筋に入り，深刺すれば深指屈筋にいたる部位に心包経の郄穴である（　⑨　）を取る．大陵から（　⑨　）までの各経穴の深部には正中神経が通っており，手根管症候群などで屈筋支帯の下で正中神経が圧迫や絞扼を受けると，正中神経領域（第1～3指の掌側）のしびれ感や知覚障害，母指球筋の脱力・萎縮により母指の対立運動が障害されて猿手となり，ファーレンテスト，ティネル徴候で陽性となる．

解答　①孔最　②経渠　③列欠　④陰郄　⑤通里　⑥霊道　⑦内関　⑧間使　⑨郄門

13　前腕（大腸経，小腸経，三焦経）

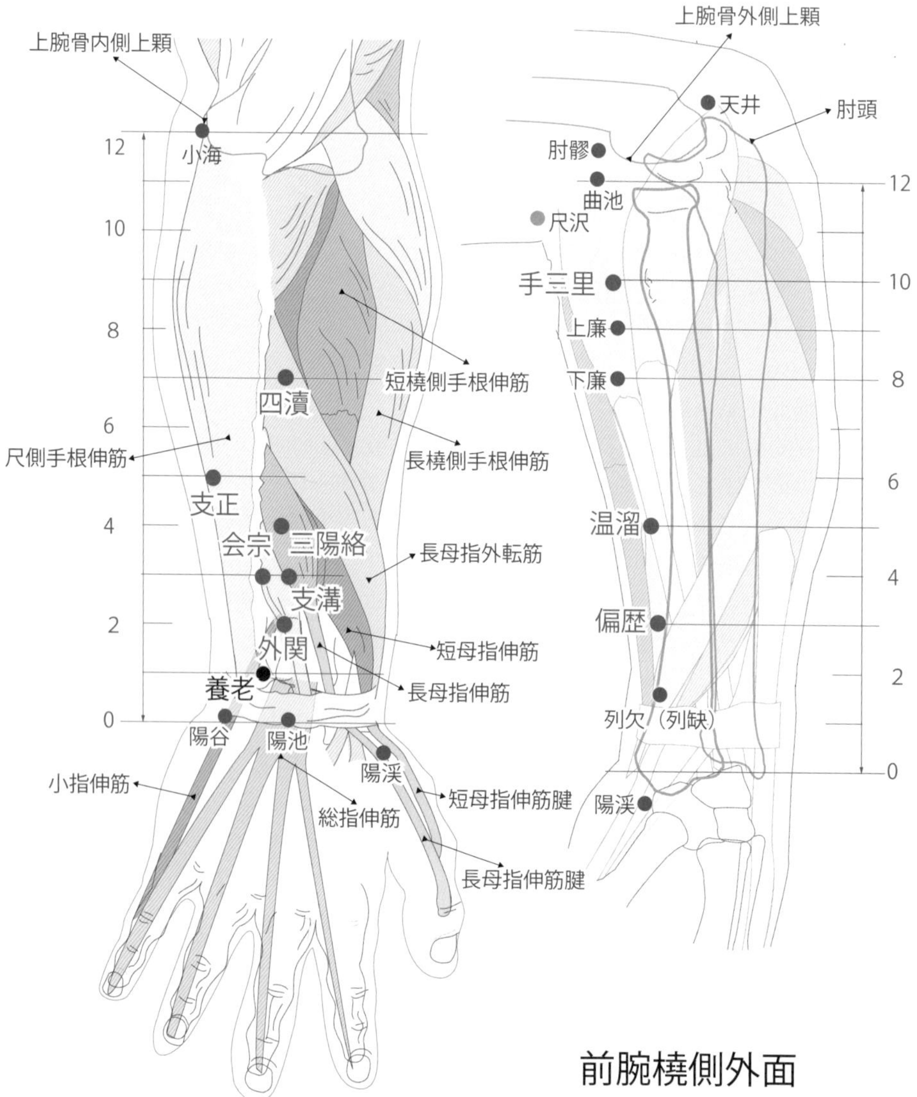

前腕橈側外面

前腕後面

● :5 回以上出題
● :3 回以上出題
● : 関連経穴

穴埋め演習

概　要

前腕には，前外側及び橈側に太陰肺経，後外側に陽明大腸経，前内側に少陰心経，後内側に太陽小腸経，前面に厥陰心包経，後面に少陽三焦経の6つの経絡が通る．

取　穴（大腸経，小腸経，三焦経）

1. 大腸経は，まず，肘外側，**尺沢**（肺経）と上腕骨外側上顆とを結ぶ線上の中点に**曲池**を取り，手関節後外側，手関節背側横紋橈側，橈骨茎状突起の遠位，タバコ窩（橈骨小窩）の陥凹部に**陽渓**を取る．次に，この**陽渓**と**曲池**とを結ぶ線の長さを1尺2寸として，4等分し，**陽渓**から4分の1のところ（3寸），長母指外転筋腱と短母指伸筋腱との間に大腸経の絡穴である（　①　）を取る．なお，長母指外転筋と短母指伸筋を使い過ぎることなどにより，この部位に痛みや腫脹が生じるドケルバン病となり，フィンケルスタインテストで陽性となる．**陽渓**と**曲池**とを結ぶ線の中点の下方1寸（**陽渓**から5寸）に大腸経の郄穴である（　②　），**陽渓**と**曲池**とを結ぶ線を3等分し，**曲池**から3分の1のところに**下廉**，**陽渓**と**曲池**とを結ぶ線を4等分し，**曲池**から4分の1のところに**上廉**，**曲池**の下方2寸に（　③　）を取る．（　③　）への刺鍼は，長・短橈側手根伸筋を通過した後，回外筋に入り，例えば，チェアテストやトムセンテスト，中指伸展テストで陽性となるテニス肘（上腕骨外側上顆炎）の治療に用いられる．
2. 小腸経は，まず，肘後内側，肘頭と上腕骨内側上顆の間の陥凹部に**小海**，手関節後内側，三角骨と尺骨茎状突起の間の陥凹部に**陽谷**を取る．次に，手掌を胸にあて，**陽谷**と**小海**とを結ぶ線の長さを1尺2寸として，その中点の下方1寸（**陽谷**から5寸）に小腸経の絡穴である（　④　）を取る．また，前腕を回内して手掌を下に向け，指で尺骨頭の頂点（手関節背側横紋の上方1寸）を頂点を押さえながら回外して手掌を胸につけると，指が滑り込む骨の割れ目に小腸経の郄穴である（　⑤　）を取る．
3. 三焦経は，まず，手関節後面，総指伸筋腱の尺側陥凹部，手関節背側横紋上に**陽池**を取る．次に，この**陽池**と肘頭とを結ぶ線の長さを1尺2寸として，**陽池**の上方2寸で，総指伸筋腱と，その尺側に位置する小指伸筋腱との間に三焦経の絡穴，八脈交会穴である（　⑥　）を取り，陽池と肘頭とを結ぶ線を4等分し，陽池から4分の1のところ（上方3寸）に三焦経の経火穴である（　⑦　）を取る．その（　⑦　）から小指伸筋腱を越えたところで，尺側手根伸筋との間に三焦経の郄穴である（　⑧　）を取る．陽池と肘頭とを結ぶ線を3等分し，陽池から3分の1のところ（上方4寸）に（　⑨　）を取り，陽池と肘頭とを結ぶ線の中点の上方1寸に（　⑩　）を取る．

解答　①偏歴　②温溜　③手三里　④支正　⑤養老　⑥外関　⑦支溝　⑧会宗　⑨三陽絡　⑩四瀆

基礎問題

1 手の厥陰心包経の経穴はどれか.（あマ指 2）
1. 内関　2. 孔最　3. 尺沢　4. 神門

2 手の太陰肺経の絡穴はどれか.（はき 3）
1. 中府　2. 孔最　3. 列欠（列缺）　4. 太淵

3 前腕前面中央にある経穴はどれか.（あマ指 8）
1. 郄門　2. 内関　3. 孔最　4. 曲池

4 内関穴について正しいのはどれか.（はき 14）
1. 尺側手根屈筋腱と長掌筋腱の間にある.　2. 大陵から上方 3 寸に取る.
3. 尺骨神経上にある.　4. 心包経の絡穴である.

5 手関節の上方 3 寸の高さに取る経穴はどれか.（あマ指 15）
1. 通里　2. 列欠（列缺）　3. 外関　4. 偏歴

6 手関節掌側横紋の上方 3 寸にある経穴はどれか.（はき 20）
1. 偏歴　2. 間使　3. 会宗　4. 支溝

7 経穴と筋肉との組合せで正しいのはどれか.（あマ指 20）
1. 偏歴 — 長母指外転筋　2. 支正 — 総指伸筋
3. 孔最 — 橈側手根屈筋　4. 郄門 — 尺側手根屈筋

8 四総穴で頭項の病変に用いるのはどれか.（はき 21　類似：はき 4・7・13）
1. 足三里　2. 委中　3. 列欠　4. 合谷

9 円回内筋上にある経穴はどれか.（あマ指 21）
1. 曲池　2. 孔最　3. 手三里　4. 偏歴

10 取穴法で正しいのはどれか.（はき 22）
1. 支正は陽谷の上方 4 寸に取る.　2. 三陽絡は陽池の上方 4 寸に取る.
3. 温溜は陽渓の上方 4 寸に取る.　4. 孔最は太淵の上方 4 寸に取る.

11 五要穴で急性症状に用いるのはどれか.（はき 22）
1. 孔最　2. 列欠　3. 太淵　4. 魚際

12 総指伸筋腱の尺側に取穴するのはどれか.（あマ指 23）
1. 外関　2. 郄門　3. 神門　4. 支正

13 長母指外転筋腱と短母指伸筋腱の間にとる経穴はどれか.（はき 24　類似：はき 28）
1. 太淵　2. 偏歴　3. 陽渓　4. 列欠

応用問題

[1] 経穴の部位で正しい記述はどれか．（はき5）
1．陰郄は前腕前尺側にあり神門の上 0.5 寸，尺側手根屈筋腱の橈側にある．
2．郄門は陽谷の上 1 寸で，尺骨茎状突起と尺骨頭との間の陥凹部にある．
3．会宗は大陵から曲沢に向かい上 5 寸にある．
4．養老は支溝の尺側 1 寸で，小指伸筋と尺側手根伸筋との間にある．

[2] 下顎歯の痛みを軽減する目的で，循経取穴をする場合に適切な経穴はどれか．（はき6）
1．温溜　2．孔最　3．郄門　4．陽池

[3] 手の第 2 指－5 指の内・外転運動ができない症状に対する治療で，神経刺激を目的とした治療穴はどれか．（はき6）
1．外関　2．曲池　3．支正　4．郄門

[4] 手関節横紋からの寸法が同じ経穴の組合せはどれか．（はき9）
1．間使 — 三陽絡　2．孔最 — 手三里　3．郄門 — 温溜　4．列欠（列缺）— 通里

[5] 次の文で示す患者の病態に対し，罹患筋への局所治療穴として適切なのはどれか．
「42 歳の主婦．農作業の手伝いの後，手関節の橈側が痛み腫脹している．」（はき10）
1．養老　2．通里　3．間使　4．偏歴

[6] 次の文で示す運動麻痺に対し，罹患神経への局所治療穴として適切なのはどれか．
「母指球が萎縮し，母指と小指の対立運動が困難である．」（はき10）
1．手五里　2．小海　3．内関　4．消濼

[7] 手関節の上方 5 寸の<u>高さにない</u>経穴はどれか．（はき11）
1．温溜　2．支正　3．三陽絡　4．郄門

[8] 長母指外転筋の腱鞘炎に対し，罹患局所への治療穴で適切なのはどれか．（はき12）
1．陽谷　2．曲沢　3．外関　4．偏歴

[9] 経穴と神経との組合せで<u>誤っている</u>のはどれか．（はき12）
1．上巨虚 — 深腓骨神経　2．少府 — 尺骨神経
3．内関 — 橈骨神経　4．光明 — 浅腓骨神経

[10] 手関節の掌屈ができない末梢性の運動麻痺に対し，罹患筋への局所治療穴として適切なのはどれか．（はき15）
1．温溜　2．支正　3．郄門　4．四瀆

[11] 2 穴の間隔が 2 寸になる組合せはどれか．（はき17）
1．足三里 — 上巨虚　2．関元 — 石門　3．陽輔 — 懸鍾　4．郄門 — 間使

[12] 母指，小指の対立運動が困難となる運動麻痺に対し，罹患神経への局所治療穴として適切なのはどれか．（はき19）
1．郄門　2．支正　3．上廉　4．小海

13 「40 歳の女性．左手関節橈側に痛みがある．フライパンを使って調理する際に痛みが増強する．頸部や肩関節の動きでの増悪はない．疼痛部の知覚異常はみられない．」
罹患筋に対する局所治療穴はどれか．（はき 19）

1．手三里　2．孔最　3．偏歴　4．合谷

14 五行穴を用いて施術する場合，症状と治療穴との組合せで最も適切なのはどれか．（はき 20）

1．のぼせ・下痢 — 湧泉　2．咳を伴う悪寒発熱 — 経渠
3．心下部の膨満感 — 大陵　4．全身の熱感 — 少海

15 次の文で示す患者に対する局所治療穴で最も適切なのはどれか．
「28 歳の男性．半年程前から右薬指のしびれが徐々に強くなってきた．母指と示指で紙を挟もうとすると母指の指節間関節が曲がる．小学 5 年生の時に右肘骨折の既往がある．」（はき 20）

1．手三里　2．大陵　3．通里　4．孔最

16 次の文で示す患者に対する適切な局所治療穴はどれか．
「43 歳の男性．パソコン作業をしている間に，肩から肩甲間部が痛むようになった．前腕尺側に冷えとしびれ感がある．」（あマ指 20）

1．孔最　2．曲池　3．支正　4．内関

17 理学検査所見と罹患部への治療穴との組合せで適切なのはどれか．（はき 21）

1．ファレンテスト陽性 — 陽谷　2．フィンケルスタインテスト陽性 — 偏歴
3．ペインフルアークサイン陽性 — 魄戸　4．アドソンテスト陽性 — 雲門

18 「50 歳の男性．長年，バドミントンを続けているが，最近バックハンド時に肘に痛みを自覚する．局所の熱感・腫脹はないが，筋の過緊張と圧痛がみられる．」
罹患部への治療穴として適切なのはどれか．（はき 21　類似：はき 16）

1．尺沢　2．曲沢　3．支正　4．手三里

19 下の歯が痛む場合，経脈流注を考慮して指圧施術する治療穴はどれか．（あマ指 21）

1．通里　2．温溜　3．公孫　4．飛揚

20 乗り物酔いで吐き気を訴える患者に対して，八脈交会穴を用いる場合に適切なのはどれか．（はき 22）

1．列欠　2．後渓　3．外関　4．内関

21 手関節背側横紋からの距離が小腸経の絡穴と同じ分寸にあるのはどれか．（あマ指 22）

1．孔最　2．温溜　3．通里　4．外関

22 次の文で示す経脈病証に対し，難経六十九難の治療法則を考慮して施術を行う場合，最も適切な経穴はどれか．
「顔色が黒ずむ，呼吸が苦しく咳がでる，立ちくらみ，食欲がない，寝ることを好んで起きたがらない．」（はき 23）

1．太渓　2．大都　3．曲泉　4．経渠

[23] 中指背側の痛みを認める患者に対し，罹患部のデルマトームを考慮した治療穴で適切なのはどれか．（はき 23）

1．手三里　2．外関　3．消濼　4．少海

[24] 次の文で示す症例について，障害部位と経脈流注を考慮して行う治療穴で適切なのはどれか．

「35 歳の女性．左側の第 1 指から第 3 指の指腹にしびれを感じる．患者の両手背を合わせ手関節の掌屈を強制させると，数秒後に手指のしびれが増強した．」（はき 23）

1．通里　2．郄門　3．会宗　4．温溜

[25] 経穴と筋・腱の位置関係で正しいのはどれか．（はき 24）

1．霊道は尺側手根屈筋腱の尺側にある．
2．支正は尺側手根伸筋と小指伸筋の間にある．
3．曲沢は上腕二頭筋腱の橈側にある．
4．間使は長掌筋腱と橈側手根屈筋腱の間にある．

[26]「38 歳の女性．1 か月前から家事動作で右手首の橈側が痛むようになり，近医にてドケルバン病と診断された．湿布を続けたが徐々に痛みが増強したため来院．」

罹患筋に対する鍼施術で適切な経穴はどれか．（はき 24）

1．孔最　2．支溝　3．偏歴　4．手三里

[27] 次の文で示す患者への施術で罹患神経への治療穴として最も適切なのはどれか．

「30 歳の女性．1 週間前から手の小指側にしびれを感じ，母指の内転運動障害がみられる．フローマン徴候陽性，ファレンテスト陰性．」（はき 25）

1．列欠　2．霊道　3．大陵　4．陽池

[28] 次の文で示す症例に対し，施術対象となる筋で最も適切なのはどれか．

「35 歳の男性．手掌の母指から中指にかけて痛みとしびれを自覚．中指掌側に知覚異常が認められる．少海から孔最にかけての圧迫で症状の再現する部位があった．」（あマ指 25）

1．長橈側手根伸筋　2．腕橈骨筋　3．円回内筋　4．尺側手根屈筋

[29] 手関節横紋から経穴までの距離で正しいのはどれか．（あマ指 28）

1．通里まで 2 寸　2．支正まで 4 寸　3．郄門まで 5 寸　4．外関まで 3 寸

解答

基礎問題：[1] 1　[2] 3　[3] 1　[4] 4　[5] 4　[6] 2　[7] 1　[8] 3　[9] 2　[10] 2　[11] 1　[12] 1　[13] 4

応用問題：[1] 1　[2] 1　[3] 3　[4] 3　[5] 4　[6] 3　[7] 3　[8] 4　[9] 3　[10] 3　[11] 4　[12] 1　[13] 3　[14] 2　[15] 3　[16] 3　[17] 2　[18] 4　[19] 2　[20] 4　[21] 2　[22] 4　[23] 2　[24] 2　[25] 4　[26] 3　[27] 2　[28] 3　[29] 3

14 手関節（前外側，前面，前内側）

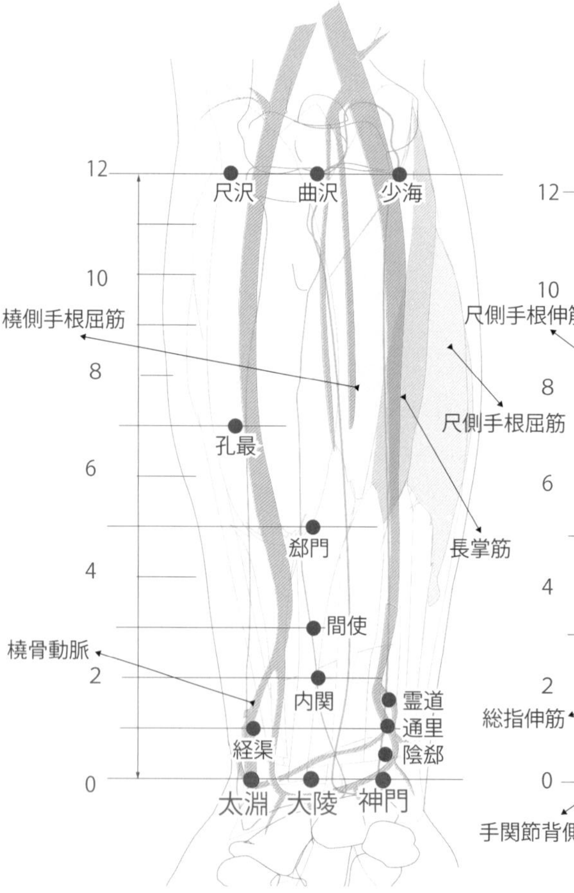

前腕前面

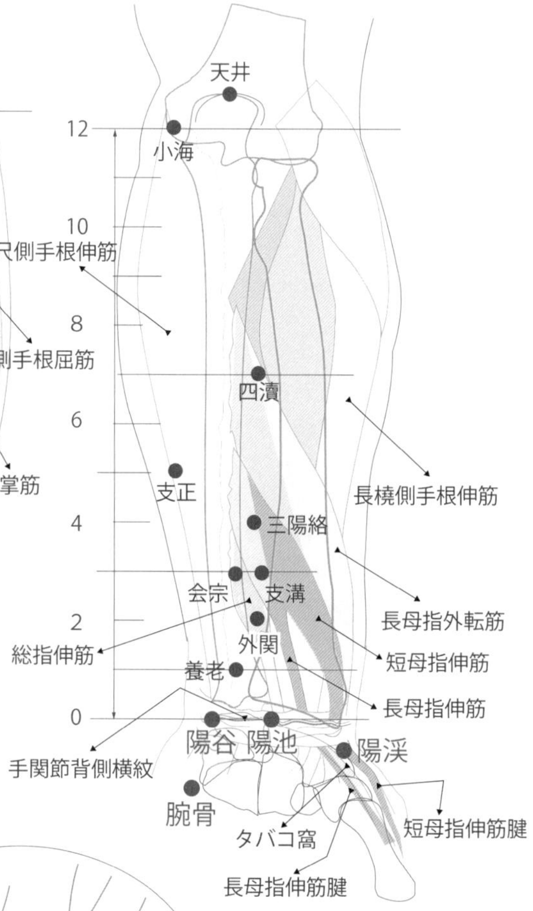

前腕後面

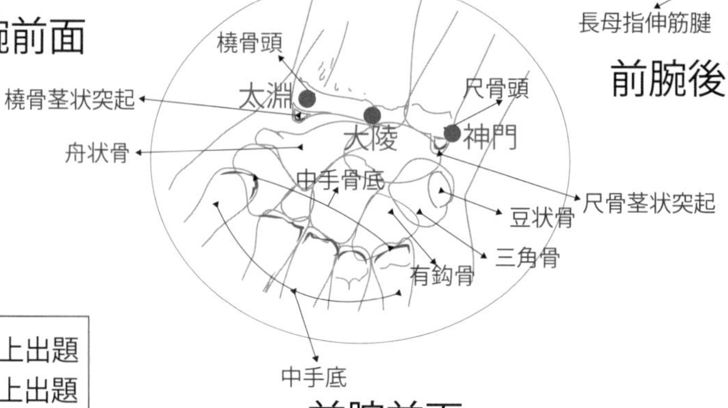

前腕前面

● :5 回以上出題
● :3 回以上出題
● : 関連経穴

穴埋め演習

概　要

手関節には，前外側に肺経，後外側に大腸経，前内側に心経，後内側に小腸経，前面に心包経，後面に三焦経の６つの経絡が通る．

取　穴

1. 手関節前外側に位置する肺経の経穴は，肺の原穴，肺経の兪土穴，八会穴の脈会（脈の気が聚（あつま）るところ）である（　①　）で，橈骨茎状突起と舟状骨との間，長母指外転筋腱の尺側陥凹部で，手関節前面横紋上の橈骨動脈拍動部に取る．この（　①　）から肘前部，肘窩横紋上，上腕二頭筋腱外方の陥凹部に取る**尺沢**までの長さを１尺２寸とする．
2. 手関節前面に位置する心包経の経穴は，心包の原穴，心包経の兪土穴である（　②　）で，手関節前面横紋の中央で，橈側手根屈筋腱と長掌筋腱との間に取る．（　②　）の深部には正中神経が通っており，手根管症候群などで屈筋支帯の下で正中神経が圧迫や絞扼を受けると，正中神経領域（第１～３指の掌側）のしびれ感や知覚障害，母指球筋の脱力・萎縮により母指の対立運動が障害されて猿手となり，ファーレンテスト，ティネル徴候で陽性となる．この大陵から肘前面，肘窩横紋上，上腕二頭筋腱内方の陥凹部に取る**曲沢**までの長さを１尺２寸とする．
3. 手関節前内側に位置する心経の経穴は，心の原穴，心経の兪土穴である（　③　）で，豆状骨上縁の橈側で，手関節前面横紋上，尺側手根屈筋腱の外側に取り，尺骨動脈上にある．（　③　）の深部には尺骨神経が通っており，尺骨神経管（ギヨン管）などで絞扼を受けると尺側手根屈筋，小指球筋，母指内転筋，骨間筋群などの麻痺のため，把持などの手の巧緻運動が障害され，鷲手（鉤爪手）となり，フローマン徴候（両手の母指と示指で紙をつまみ，反対方向に引っ張る時に母指の第１関節が曲がれば陽性），ティネル徴候で陽性となる．この（　③　）から肘前内側，上腕骨内側上顆の前縁，肘窩横紋と同じ高さに取る**少海**までの長さを１尺２寸とする．
4. 手関節後外側に位置する大腸経の経穴は，大腸経の経火穴である（　④　）で，タバコ窩（橈骨小窩）の陥凹部で，手関節背側横紋橈側，橈骨と舟状骨との間に取る．この（　④　）から肘外側，尺沢と上腕骨外側上顆とを結ぶ線上の中点に取る**曲池**までの長さを１尺２寸とする．
5. 手関節後面に位置する三焦経の経穴は，三焦の原穴である（　⑤　）で，手関節後面横紋のほぼ中央で，総指伸筋腱と小指伸筋腱との間の陥凹中に取る．この（　⑤　）から肘頭までの長さを１尺２寸とする．
6. 手関節後内側に位置する小腸経の経穴は，小腸の原穴である（　⑥　）と，小腸経の経火穴である（　⑦　）の２つである．（　⑥　）は，小指の中手骨の内側を指頭で撫で上げ，底を越えたところ（第５中手骨底部と三角骨との間）にある陥凹中，表裏の境目に取る．（　⑦　）は，三角骨と尺骨茎状突起の間の陥凹部，尺側手根伸筋腱の内側に取る．この（　⑦　）から肘後内側，肘頭と上腕骨内側上顆との間の陥凹部に取る**小海**までの長さを１尺２寸とする．

解答　①太淵　②大陵　③神門　④陽渓　⑤陽池　⑥腕骨　⑦陽谷

基礎問題

1 兪・土・原穴はどれか.（はき 1）

1. 大都　2. 陥谷　3. 中封　4. 神門

2 手関節部にある経穴はどれか.（あマ指 4）

1. 大陵　2. 太渓（太谿）　3. 大巨　4. 大椎

3 太淵穴について正しいのはどれか.（はき 5）

1. 郄穴　2. 腑会　3. 榮穴　4. 土穴

4 原穴はどれか.（はき 7）

1. 陽池　2. 陽陵泉　3. 陽谷　4. 陽輔

5 手関節後面横紋中央にある経穴はどれか.（あマ指 8）

1. 太淵　2. 合谷　3. 神門　4. 陽池

6 原穴のうち八会穴はどれか.（はき 10）

1. 太淵　2. 太衝　3. 衝陽　4. 合谷

7 尺骨動脈拍動部にある経穴はどれか.（あマ指 10）

1. 大陵　2. 太淵　3. 陽池　4. 神門

8 原穴はどれか.（あマ指 11）

1. 尺沢　2. 神門　3. 温溜　4. 内関

9 経脈と原穴との組合せで正しいのはどれか.（あマ指 12）

1. 肝経 ― 太白　2. 腎経 ― 衝陽　3. 小腸経 ― 合谷　4. 三焦経 ― 陽池

10 原穴で手関節橈側に取るのはどれか.（あマ指 15）

1. 太淵　2. 腕骨　3. 大陵　4. 神門

11 前腕の前面にある経穴はどれか.（あマ指 16）

1. 温溜　2. 支正　3. 神門　4. 陽池

12 手関節横紋上にある経穴はどれか.（あマ指 18）

1. 合谷　2. 衝陽　3. 太白　4. 太淵

13 上肢にあるのはどれか.（あマ指 22）

1. 風門　2. 命門　3. 神門　4. 期門

14 経穴とその部位を走行する神経の組合せで正しいのはどれか.（あマ指 26）

1. 翳風 ― 三叉神経　2. 小海 ― 橈骨神経　3. 大陵 ― 正中神経　4. 委中 ― 坐骨神経

応用問題

1 手根管症候群に対する局所施術で対象となる経穴はどれか.（あマ指 14）

1. 陽渓　2. 孔最　3. 大陵　4. 神門

2 「40 歳の女性. 右の示指, 中指に痛みがあり, 母指球に軽度の筋萎縮がみられる.」
この患者への局所治療穴として適切なのはどれか.（あマ指 18）

1. 太淵　2. 神門　3. 大陵　4. 腕骨

3 ファレンテスト陽性の患者にティネル徴候をみる場合, 叩打する部位の指標として最も適切なのはどれか.（あマ指 22）

1. 陽池　2. 陽渓　3. 大陵　4. 神門

4 次の文で示す症例に対する適切な局所治療穴はどれか.
「40 歳の女性. 職業は調理師. 痛みとしびれが第 1 ～第 3 指の掌側にある. ファレンテスト陽性.」（あマ指 24）

1. 大陵　2. 列欠　3. 陽池　4. 偏歴

5 徒手検査所見と罹患部への局所治療穴の組合せで最も適切なのはどれか.（はき 26）

1. フローマン徴候陽性 — 神門　2. アイヒホツフテスト陽性 — 陽池
3. トムゼンテスト陽性 — 陽渓　4. ファレンテスト陽性 — 経渠

6 部位と経穴の組合せで正しいのはどれか.（はき 27）

1. 総指伸筋腱の内側 — 陽池　2. 尺側手根屈筋腱の内側 — 通里
3. 大腿二頭筋腱の外側 — 委陽　4. 長指伸筋腱の外側 — 解渓

解答

基礎問題：1 4　2 1　3 4　4 1　5 4　6 1　7 4　8 2　9 4　10 1　11 3　12 4　13 3　14 3

応用問題：1 3　2 1　3 3　4 1　5 1　6 1

15 手

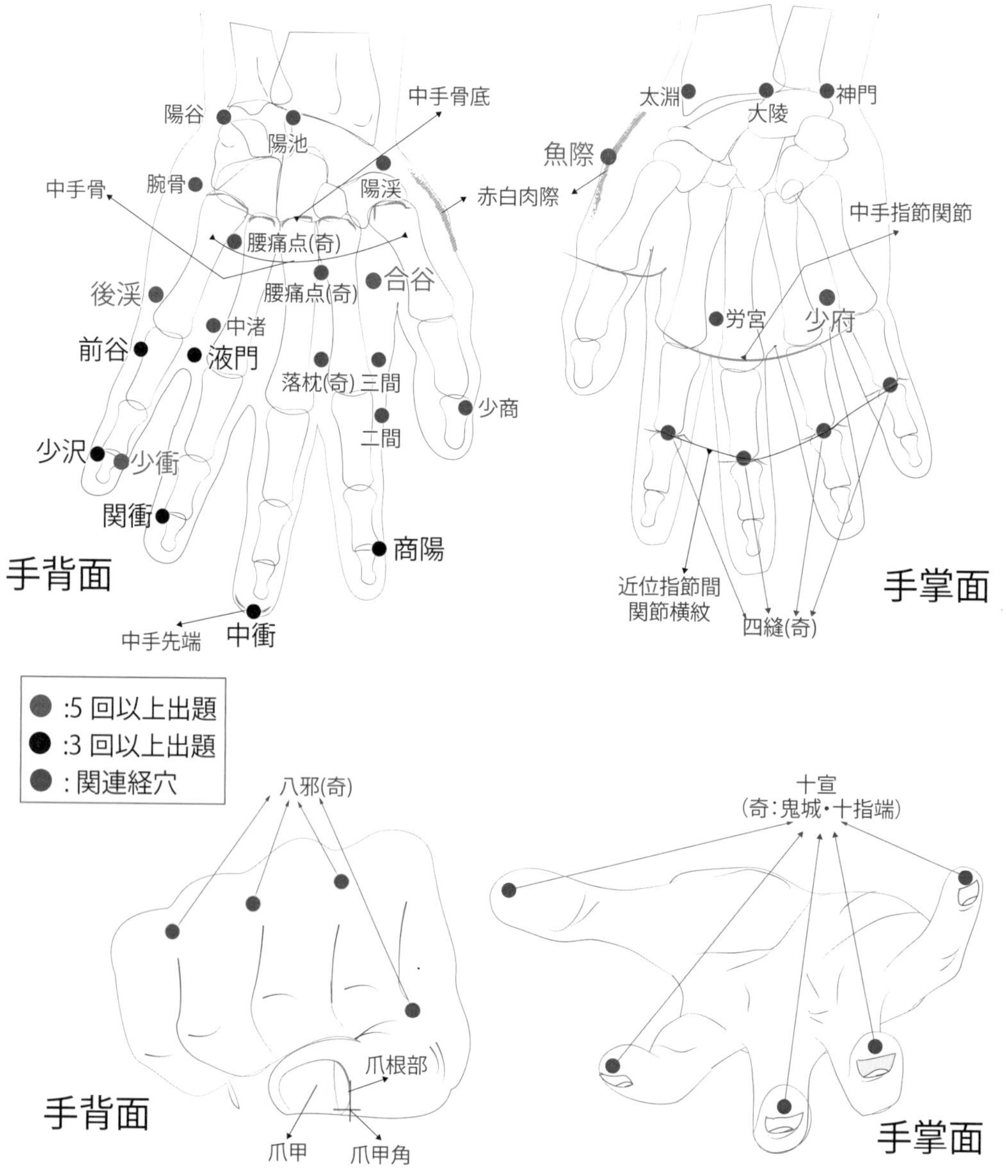

穴埋め演習

概　要

手掌には，肺経，心包経，心経が通り，手背には，大腸経，三焦経，小腸経が通る．なお，骨度法では，中指尖から手関節横紋までを 8.5 寸とする．

取　穴

1. 肺経には（　①　），心包経には労宮，心経には（　②　）が位置する．（　①　）は肺経の滎（火）穴で，第 1 中手骨中点の外側，表裏の境目に取る．労宮は心包経の滎（火）穴で，手掌で第 2・第 3（または第 3・第 4）中手骨間，手を握ったとき，手掌面に触れる示指頭と中指頭との間に取る．（ ② ）は心経の滎（火）穴で，手掌で第4・第5中手骨間，こぶしを握ったとき，小指頭があたるところに取る．なお，労宮と（ ② ）は同じ高さにある．

2. 大腸経には三間と（ ③ ），三焦経には（ ④ ）と中渚，小腸経には（ ⑤ ）が位置する．三間は大腸経の兪（木）穴で，第2中手骨の外側縁を指頭で撫で下ろしたとき，指が止まるところに取る．（ ③ ）は大腸の原穴，四総穴で，第2中手骨中点の外側に取り，刺鍼すると尺骨神経の支配を受ける第1背側骨間筋に入り，さらに深刺すると同じく尺骨神経の支配を受ける母指内転筋に達する．四総穴とは，身体を4部分に分けて各部を主治する穴であり，（ ③ ）は面口・面目（顔面部）の病の治療点とされる．（ ④ ）は三焦経の滎（水）穴で，手を握り，第4・第5中手指節関節間（みずかき）の直下の陥凹部に取る．中渚は三焦経の兪（木）穴で，手を握り，第4中手指節関節の上の内側陥凹中に取る．（ ⑤ ）は小腸経の兪（木）穴，八脈交会穴で，こぶしを軽く握り，小指の中手骨の内側縁を指頭で撫で下ろしたとき，表裏の境目で指が止まるところ（または，こぶしを軽く握り，手掌の横紋の尺側端）に取る．これらの手背の経穴は，レイノー現象（全身性硬化症（強皮症）や前斜角筋症候群の患者や振動工具を常用する者などが寒冷にさらされた場合などに，発作的に四肢の末梢で虚血状態が起き，皮膚が蒼白ないしチアノーゼとなり，やがて回復すると逆に充血と発赤が起こる現象）の局所治療穴として用いられる．
3. 母指には，肺経の井（木）穴である少商が位置し，母指爪根部近位縁に引いた線（爪甲基底部の水平線）と，外側縁に引いた線（爪甲橈側縁の垂線）との交点（爪甲角の近位外方0.1寸）に取る．
4. 示指には，大腸経の井（金）穴である（ ⑥ ）と滎（水）穴である二間が位置する．（ ⑥ ）は，示指爪根部近位縁に引いた線と，外側縁に引いた線との交点に取り，二間は，第2中手指節関節の外側を触察し，その下部に触れる陥凹中，表裏の境目に取る．
5. 中指には，心包経の井（木）穴である（ ⑦ ）が位置し，中指先端の中央，または中指，末節骨橈側，爪甲角の近位外方0.1寸，爪根部近位縁に引いた線と，外側縁に引いた線との交点に取る．
6. 薬指には三焦経の井（金）穴である（ ⑧ ）が位置し，薬指爪根部近位縁に引いた線と，内側縁に引いた線（爪甲尺側縁の垂線）との交点（爪甲角の近位外方0.1寸）に取る．
7. 小指には，心経の井（木）穴である（ ⑨ ）と小腸経の井（金）穴である（ ⑩ ），滎（水）穴である（ ⑪ ）が位置する．（ ⑨ ）は，小指爪根部近位縁に引いた線と，外側縁に引いた線との交点に取り，（ ⑩ ）は，小指爪根部近位縁に引いた線と，内側縁に引いた線との交点に取る．（ ⑪ ）は，小指の中手指節関節の内側を触察し，その下部に触れる陥凹中（または，こぶしを軽く握り，小指の中手指節関節にできる掌側横紋の尺側端），表裏の境目に取る．
8. 手にある奇穴は四縫と十宣（別名：鬼上，十指端）の2つである．四縫は，示指，中指，薬指，小指の掌側で，近位指節間関節横紋の中央に左右で計8穴を取り，主治は小児疳虫症，手指の関節炎とされる．十宣は，両手十指の各先端中央に取り，手指の知覚異常，発熱，救急的に使用する．

解答 ①魚際 ②少府 ③合谷 ④液門 ⑤後渓 ⑥商陽 ⑦中衝 ⑧関衝 ⑨少衝 ⑩少沢 ⑪前谷

基礎問題

1 井穴と部位との組合せで正しいのはどれか．（はき 3）

1．商陽 ― 示指尺側　2．中衝 ― 中指橈側　3．関衝 ― 薬指橈側　4．少衝 ― 小指尺側

2 合谷穴について正しいのはどれか．（あマ指 3）

1．原穴　2．募穴　3．井穴　4．郄穴

3 手の尺側爪甲根部にある井穴はどれか．（はき 15）

1．商陽　2．少沢　3．少衝　4．中衝

4 手掌にある経穴はどれか．（あマ指 21）

1．郄門　2．内関　3．大陵　4．労宮

5 内眼角で接続する経脈の井穴の組合せで正しいのはどれか．（はき 25）

1．隠白 ― 少衝　2．商陽 ― 厲兌　3．関衝 ― 足竅陰　4．少沢 ― 至陰

6 デルマトームＣ 6 領域上に位置する経穴はどれか．（はき 25）

1．後渓　2．中渚　3．液門　4．魚際

応用問題

1 尺骨神経支配の筋上にある経穴はどれか．（はき 18）

1．手五里　2．少海　3．清冷淵　4．合谷

2 「35 歳の女性．4 年前からレイノー現象が出現し，最近では朝のこわばり，皮膚の硬化もみられるようになった．抗 Scl-70 抗体陽性．」
レイノー現象に対して局所への低周波鍼通電療法を行う部位で最も適切なのはどれか．（はき 22）

1．譩譆と魂門　2．浮郄と合陽　3．液門と三間　4．承光と絡却

解答
基礎問題：1 2　2 1　3 2　4 4　5 4　6 4
応用問題：1 4　2 3

八会穴について

臓・腑・筋・髄・血・骨・脈・気のそれぞれの気が聚り，診断や治療に用いる．

八会穴	臓会	腑会	筋会	髄会
経穴 （経脈）	章門 （足厥陰肝経）	中脘 （任脈）	陽陵泉 （足少陽胆経）	懸鍾 （足少陽胆経）
八会穴	血会	骨会	脈会	気会
経穴 （経脈）	膈兪 （足太陽膀胱経）	大杼 （足太陽膀胱経）	太淵 （手太陰肺経）	膻中 （任脈）

五要穴について

診断・治療に使用頻度が高く，原穴・郄穴・絡穴・募穴・兪穴（背部兪穴）の５種類に分けられる．

※注意：五要穴という言葉は古典文献に存在しない．

要穴	場所	主な特徴
原穴	四肢	**原気**（元気）が多く集まる．**臓腑**の病に原穴を用いる． **陰経**の原穴と兪土穴と同じ経穴である．
郄穴	四肢	**急性**症状の反応点・診断点・治療点． 正経十二経脈，陽蹻脈，陰蹻脈，陽維脈，陰維脈の全部で 16 穴である．
絡穴	四肢	本経脈が**他の経脈**と連絡するために分支する． **慢性**症状の反応点・診断点・治療点． 正経十二経脈と脾の大絡の全部で 15 穴である．
募穴	体幹	気が多く集まるところ，すべて**陰の部（胸腹部）**にある． 必ずしも同名の臓腑の経脈にあるとは限らない．自経上にあるのは 3 つ，他経上にあるのは 3 つ，任脈上にあるのは 6 つである．
兪穴	体幹	**臓腑の気**が注ぐところ． すべて**陽の部（背腰部）**の**足の太陽膀胱経**上にある．

16　大腿（1）

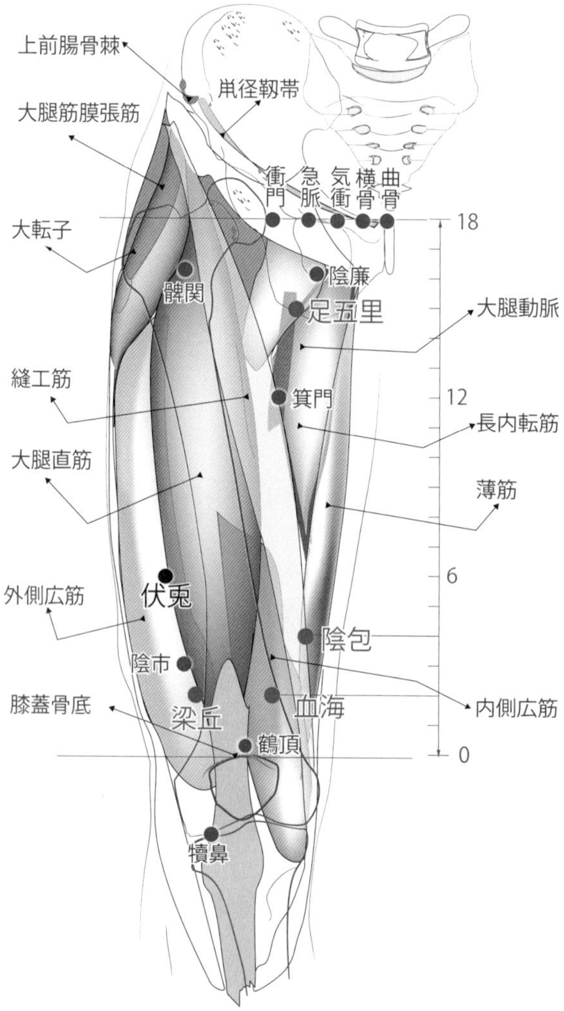

大腿前面

● :5 回以上出題
● :3 回以上出題
● : 関連経穴

穴埋め演習

概　要

大腿には，前面と前外側に陽明胃経，前内側と内側に太陰脾経，同じく内側に厥陰肝経，後面に太陽膀胱経，外側に少陽胆経の経穴が位置しており，経穴はない少陰腎経も内側を通る．骨度法では，恥骨結合上縁から膝蓋骨上縁までを1尺8寸，大転子中点から膝窩までを1尺9寸，殿溝から膝窩までを1尺4寸とする．

取　穴

1. 胃経は，まず上前腸骨棘と膝蓋骨底外端とを結ぶ（大腿部の胃経の経穴はすべてこの線上に取る）．その線上で，大転子頂点の高さに髀関をとる．なお，髀関を取る部位は，股関節と膝をわずかに屈曲し，股関節をわずかに外転し，大腿前内側に加えられた抵抗に抗したとき，三角形の陥凹が現れる（大腿直筋近位部は，内側の縫工筋と外側の大腿筋膜張筋の間の陥凹部にあり，この三角形の頂点の下方にある陥凹部の最も深い部分でもある）．次に，膝蓋骨底外端と上前腸骨棘を結ぶ線上，膝蓋骨底の上方6寸（膝蓋骨底外端と髀関とを結ぶ線を3等分し，膝蓋骨底外端から約3分の1，大腿直筋の外縁）に（　①　），膝蓋骨底の上方3寸（膝蓋骨底外端の上方3寸，大腿直筋腱の外側縁）に陰市，膝蓋骨底の上方2寸，外側広筋と大腿直筋腱との間に胃経の郄穴（例えば急性の胃痛などのように急性症状の反応点・診断点・治療点に用いる）である（　②　）を取る．
2. 脾経は，まず鼠径溝，大腿動脈拍動部の外方の衝門（鼠径部・脾経）と膝蓋骨底内側端とを結ぶ．この線を3等分し，衝門から3分の1のところ，縫工筋と長内転筋との間，大腿動脈拍動部に箕門，膝蓋骨底内側端の上方2寸で，内側広筋の隆起部に（　③　）を取る．

解答　①伏兎　②梁丘　③血海

16　大腿（2）

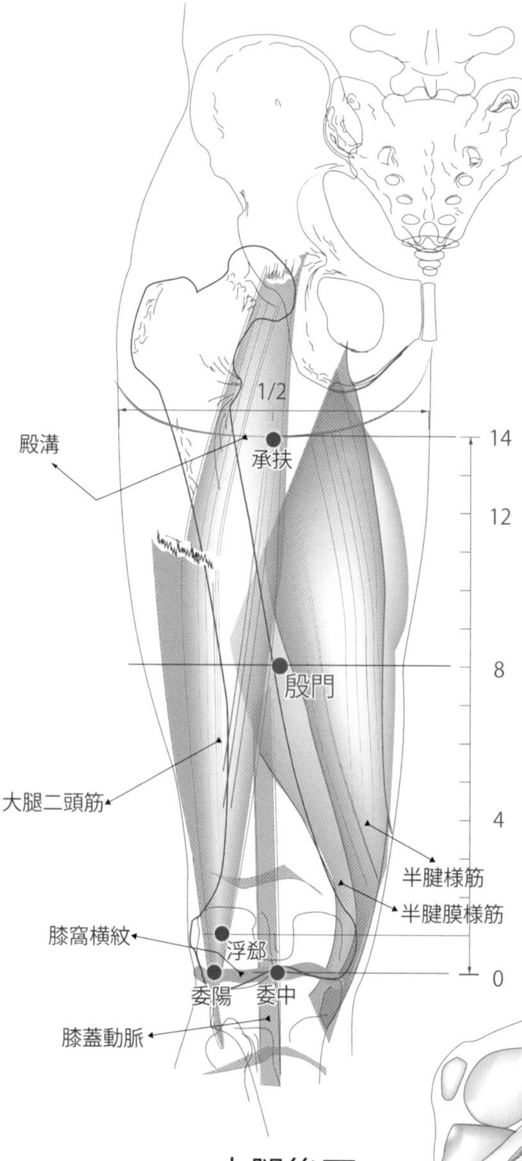

大腿後面

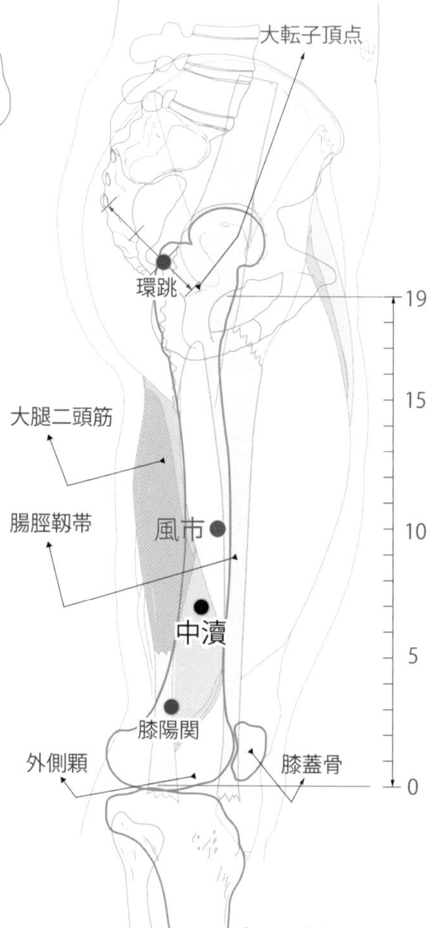

大腿外側面

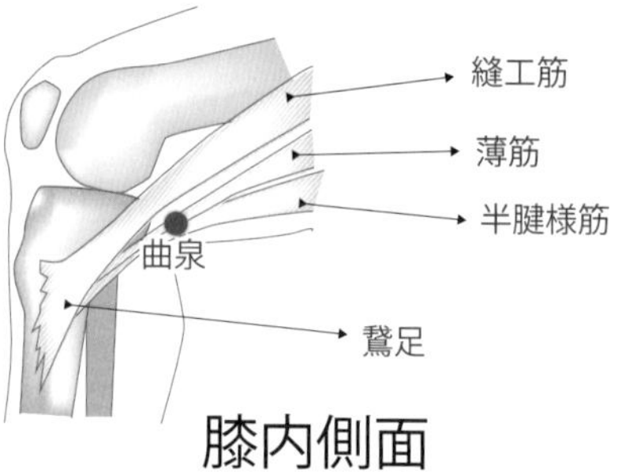

膝内側面

●:5 回以上出題
●:3 回以上出題
●: 関連経穴

穴埋め演習

1. 膀胱経は，大腿後面の中線と殿溝との交点に取る**承扶**（殿部・膀胱経）と膝窩横紋の中点，膝窩動脈拍動部に取る**委中**とを結ぶ線の中点の上方１寸で，大腿二頭筋と半腱様筋との間に（　①　）を取る．なお，（　①　）の深部には坐骨神経が通る．
2. 胆経は，直立して上肢を下垂し，手掌を大腿部に付けたとき，中指の先端（中指頭）があたるところで，腸脛靭帯と大腿二頭筋との間の陥凹部に（　②　）を取る．（　②　）の下方に位置する（　③　）は，膝窩横紋と大転子とを結び（長さ１尺９寸），膝窩横紋の上方７寸で，腸脛靭帯と大腿二頭筋との間に取る．
3. 肝経は，まず膝窩横紋の内側端，半腱・半膜様筋腱（膝窩横紋内端で最も明らかに触れる腱）の内側陥凹中に取る**曲泉**（膝・肝経）の上方，膝蓋骨底上方４寸の高さで，薄筋と縫工筋の間に（　④　）を取る（p70 参照）．縫工筋は，股関節をやや屈曲・外転・外旋させ，筋を緊張させると明確になり，薄筋と半腱様筋を加えた３筋は，ともに脛骨粗面の内側に停止する．これら３筋の腱は腱膜様に広がり，互いに癒合して終わる．その停止腱の形が水かきを持ったガチョウの足に似ているところから，鵞足と呼ばれる．（　⑤　）と**陰廉**は，まず，恥骨結合上縁と同じ高さで，前正中線の外方２寸，動脈拍動部（あるいは，**天枢**（上腹部・胃経）の下方５寸，**曲骨**（下腹部・任脈）の外方２寸）に**気衝**（鼠径部・胃経）を取り，その下方３寸の大腿動脈拍動部に（　⑤　），その外下方２寸で長内転筋の外方に**陰廉**を取る（p70 参照）．

解答　①殷門　②風市　③中瀆　④陰包　⑤足五里

基礎問題

1 下肢にある経穴はどれか. (あマ指 6)

1. 神門　2. 殷門　3. 梁門　4. 風門

2 膀胱経に属する経穴はどれか. (あマ指 7)

1. 風池　2. 肩井　3. 殷門　4. 陽陵泉

3 膝関節より上方にある郄穴はどれか. (はき 10)

1. 地機　2. 梁丘　3. 中都　4. 外丘

4 大腿後面の中央にある経穴はどれか. (あマ指 10)

1. 承扶　2. 梁丘　3. 殷門　4. 血海

5 腸脛靱帯上にある経穴はどれか. (はき 11)

1. 蘭尾　2. 風市　3. 鶴頂　4. 外膝眼

6 坐骨神経の走行上にある経穴はどれか. (あマ指 11)

1. 血海　2. 梁丘　3. 犢鼻　4. 殷門

7 直立して下垂した上肢の手掌を大腿外側に当て, 中指先端の下際に取穴するのはどれか. (はき 14)

1. 痞根　2. 風市　3. 鶴頂　4. 蘭尾

8 坐骨神経痛の局所施術でワレー圧痛点に相当する経穴はどれか. (あマ指 14)

1. 梁丘　2. 通里　3. 不容　4. 殷門

9 大腿外側部にある経穴はどれか. (あマ指 17)

1. 風市　2. 血海　3. 豊隆　4. 殷門

10 急性の胃痛に対して要穴を用いる場合, 適切なのはどれか. (はき 18)

1. 陰谷　2. 梁丘　3. 飛陽　4. 足竅陰

11 内側広筋上にある経穴はどれか. (あマ指 19)

1. 梁丘　2. 血海　3. 陰谷　4. 足陽関

12 経穴と動脈との組合せで正しいのはどれか. (はき 22)

1. 足五里 — 大腿動脈　2. 合谷 — 尺骨動脈
3. 豊隆 — 後脛骨動脈　4. 聴会 — 顔面動脈

応用問題

[1] 理学検査所見と病態に対する局所治療穴との組合せで正しいのはどれか.（はき 18）

1. ニュートンテスト陽性 — 環跳　2. パトリックテスト陽性 — 足三里
3. ブラガード徴候陽性 — 殷門　　4. 大腿神経伸展テスト陽性 — 浮郄

[2] 迎随の補瀉で補法はどれか.（はき 19）

1. 孔最に肘関節に向けて刺す.　　2. 地機に足関節に向けて刺す.
3. 三陽絡に手関節に向けて刺す.　4. 陰市に膝関節に向けて刺す.

[3] 鵞足を構成する筋の緊張を取るのに最も適切な治療穴はどれか.（はき 21）

1. 陰包　2. 梁丘　3. 委中　4. 血海

[4] 部位と経穴の組合せで正しいのはどれか.（はき 26）

1. 大腿二頭筋と半腱様筋の間 — 膝陽関　2. 外側広筋と大腿直筋腱の間 — 血海
3. 薄筋と縫工筋の間 — 足五里　　　　　4. 縫工筋と長内転筋の間 — 箕門

解答

基礎問題：[1] 2　[2] 3　[3] 2　[4] 3　[5] 2　[6] 4　[7] 2　[8] 4　[9] 1　[10] 2　[11] 2　[12] 1

応用問題：[1] 3　[2] 4　[3] 1　[4] 4

17　膝

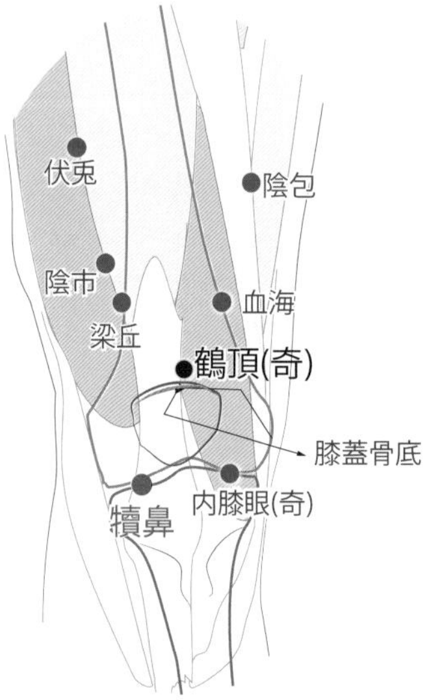

膝関節前面

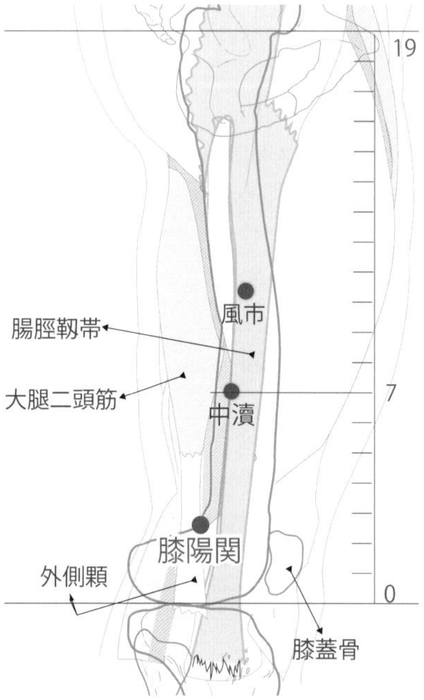

膝関節外側面

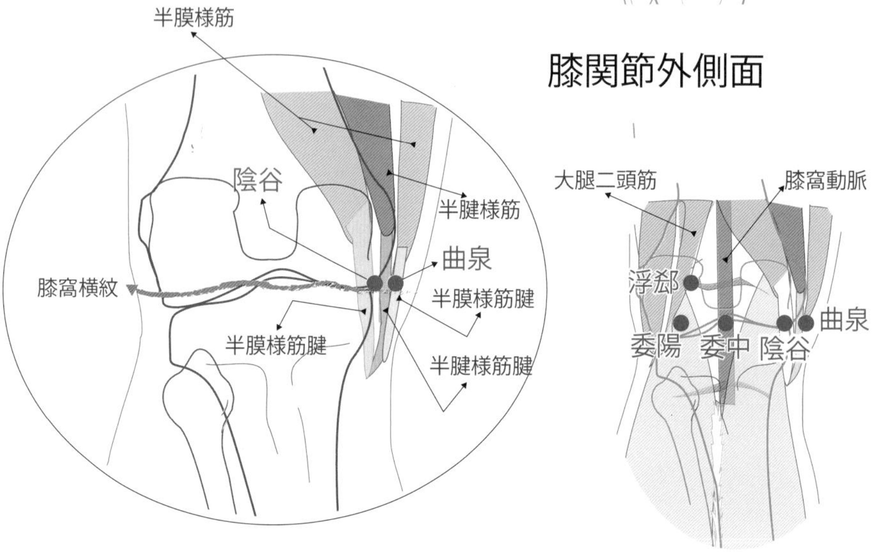

膝関節後面

●：5回以上出題
●：3回以上出題
●：関連経穴

穴埋め演習

概　要

膝には，前面に胃経，後面および後外側に膀胱経，後内側に腎経，内側に肝経，外側に胆経の経穴が位置し，経穴はない脾経も内側を通る．

取　穴

1. 胃経は，膝を軽く曲げたとき，膝蓋骨外下方にできる陥凹中に（　①　）を取る．この部位を含む下腿内側や足背内側の感覚は，大腿神経の皮枝である伏在神経が担う．この（　①　）から足関節前面中央の陥凹部で内果尖と外果尖の中点に位置する解渓までの長さを1尺6寸とする．
2. 腎経は，膝関節を軽く屈曲したときにできる膝窩横紋上で，半腱様筋腱の外縁に腎経の合水穴である（　②　）を取る．
3. 膝に位置する奇穴には，膝を軽く屈曲し，膝蓋骨底上際中央の陥凹部に（　③　）（別名：膝頂），前面の膝蓋靭帯内方の陥凹部に内膝眼の2穴がある．（　③　）の主治は，膝関節疾患，下肢麻痺で，内膝眼の主治は，膝関節疾患，脚気，中風，下肢痛，下肢倦怠感である．
4. 肝経は，膝を屈曲し，膝窩横紋の内端で最も明らかに触れる腱（半腱・半膜様筋腱）の内側陥凹中に肝経の合水穴である（　④　）を取る．
5. 膀胱経は，まず膝を曲げたときにできる横紋（膝窩横紋）の中央，膝窩動脈拍動部で深部に脛骨神経が通る（　⑤　）を取る．（　⑤　）は，膀胱経の合土穴，四総穴，膀胱の下合穴である．このうち，身体を4部分に分けて各部を主治する穴である四総穴のうち，腰背の病は（　⑤　）を治療点とする．この（　⑤　）の外方で，軽く膝関節を屈曲すると現れる大腿二頭筋腱の内側に三焦の下合穴の（　⑥　）を取る．（　⑥　）から大腿二頭筋の内側縁に沿って上方1寸に（　⑦　）を取り，（　⑥　）と（　⑦　）の深部には総腓骨神経が通る．
6. 胆経は，まず大腿部外側，腸脛靭帯の後方で大腿二頭筋との間，膝窩横紋の上方7寸に**中瀆**を取り，この**中瀆**から腸脛靭帯後縁に沿って下がると大腿骨外側上顆に触れ，その後上縁に（　⑧　）を取る．ランニングなどによって，大腿骨外側顆と腸脛靭帯との摩擦により炎症が起こり，この部位に圧迫を加えた状態で患者に屈曲位から伸展させる（グラスピングテスト）と疼痛が誘発される．

解答　①犢鼻　②陰谷　③鶴頂　④曲泉　⑤委中　⑥委陽　⑦浮郄　⑧膝陽関

基礎問題

1 下肢にある経穴はどれか．（あマ指 1）

1．委中　2．中極　3．大横　4．不容

2 膝蓋骨上縁の中央に取る経穴はどれか．（はき 3）

1．上仙　2．風市　3．痞根　4．鶴頂

3 膝窩中央にある経穴はどれか．（あマ指 3）

1．地機　2．委中　3．陰陵泉　4．犢鼻

4 半腱様筋腱と半膜様筋腱の間に取る経穴はどれか．（はき 13）

1．陰谷　2．膝関　3．陰陵泉　4．曲泉

5 膝窩横紋上で半腱様筋腱の外側縁にあるのはどれか．（はき 21）

1．陰陵泉　2．曲泉　3．陰谷　4．膝関

6 半腱様筋腱の外縁に取るのはどれか．（あマ指 24）

1．血海　2．陰谷　3．陰陵泉　4．膝関

応用問題

1 四総穴の主治で正しい組合せはどれか．（はき 2）

1．足三里 ― 四肢の病　2．委中 ― 腰背の病

3．合谷 ― 頭項の病　4．列欠（列缺）― 面目の病

2 次の文で示す患者の病証に対し，難経六十九難に基づき補法を行う治療穴はどれか．
「40 歳の女性．1 年前から歩きすぎると膝が痛み，眩暈と手足のひきつりが時々起こる．脈状は弦脈．」（はき 8）

1．曲泉，陰谷　2．大都，少府　3．太淵，太白　4．復溜，経渠

3 後頭部の痛みに対し，遠道刺として取穴される要穴はどれか．（はき 12）

1．委中　2．上巨虚　3．足三里　4．委陽

4 肝虚証に対し，難経六十九難に基づき補法を行う経穴はどれか．（はき 14）

1．太白　2．経渠　3．陰谷　4．少府

5 次の文で示す患者の病態に対し，罹患部への局所治療穴として適切なのはどれか．
「65 歳の女性．半年前から動作開始時および歩行時に左膝関節内側部に痛みが出現する．」（はき 16）

1．足三里　2．陽陵泉　3．梁丘　4．曲泉

6 ランニングによるオーバーユースが原因で，グラスピングテスト陽性となった患者に対する最も適切な局所治療穴はどれか．（はき 19）

1．足三里　2．足五里　3．膝陽関（足陽関）　4．足通谷

[7] 次の文で示す患者の罹患神経を対象として刺鍼する場合，適切な局所治療穴はどれか．
「50 歳の男性．右足底全体に痛みと焼けるようなピリピリした感覚がある．足背に症状はみられない．夜間痛があり，ティネル徴候陽性．」(はき 19)

1．浮郄　2．委中　3．陽陵泉　4．足三里

[8] 徒手検査所見と罹患部への治療穴との組合せで適切なのはどれか．(はき 22)

1．ファレンテスト陽性 — 陽池　2．トムゼンテスト陽性 — 間使
3．グラスピングテスト陽性 — 膝陽関　4．K・ボンネットテスト陽性 — 大腸兪

[9] スポーツ障害と局所治療穴との組合せで最も適切なのはどれか．(はき 22)

1．ジャンパー膝 — 犢鼻　2．ランナー膝 — 三陰交
3．シンスプリント — 陽陵泉　4．フットボールアンクル — 膝関

[10] 伏在神経の支配領域にある経穴はどれか．(はき 24)

1．梁丘　2．犢鼻　3．足三里　4．豊隆

[11] 徒手検査所見と罹患部への治療穴の組合せで適切なのはどれか．(はき 25)

1．チェアテスト陽性 — 支正　2．グラスピングテスト陽性 — 膝陽関
3．K・ボンネットテスト陽性 — 関元兪　4．インピンジメントテスト陽性 — 臑会

[12] 経穴と腱の位置関係で正しいのはどれか．(はき 25)

1．通里は尺側手根屈筋腱の尺側にある．
2．陽渓は長母指外転筋腱と短母指伸筋腱の間にある．
3．中封は後脛骨筋腱の前縁にある．
4．陰谷は半腱様筋腱の外縁にある．

解答

基礎問題：[1] 1　[2] 4　[3] 2　[4] 1　[5] 3　[6] 2
応用問題：[1] 2　[2] 1　[3] 1　[4] 3　[5] 4　[6] 3　[7] 2　[8] 3　[9] 1　[10] 2　[11] 2　[12] 4

18　下腿（1）

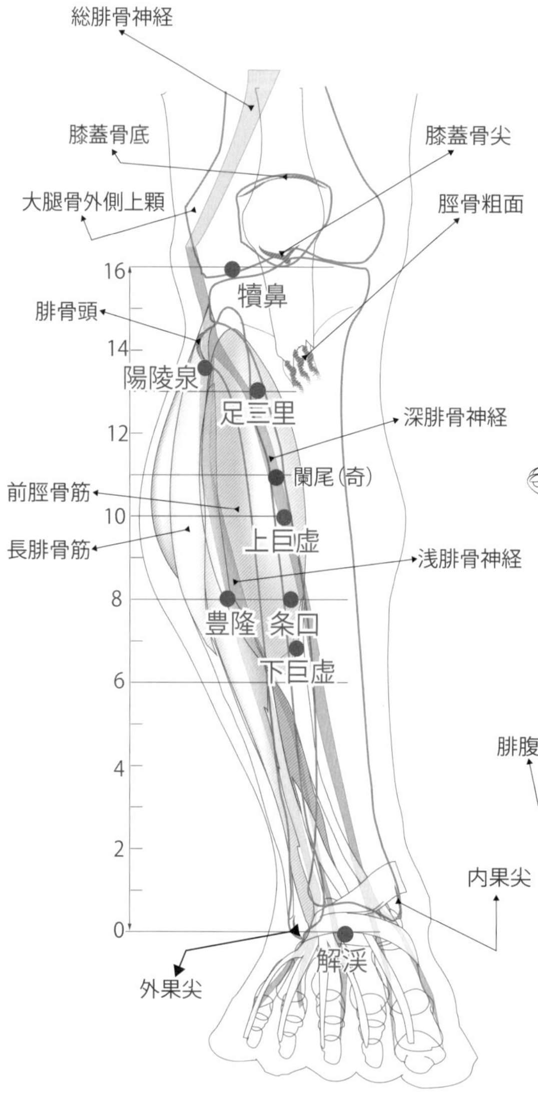

下腿前面

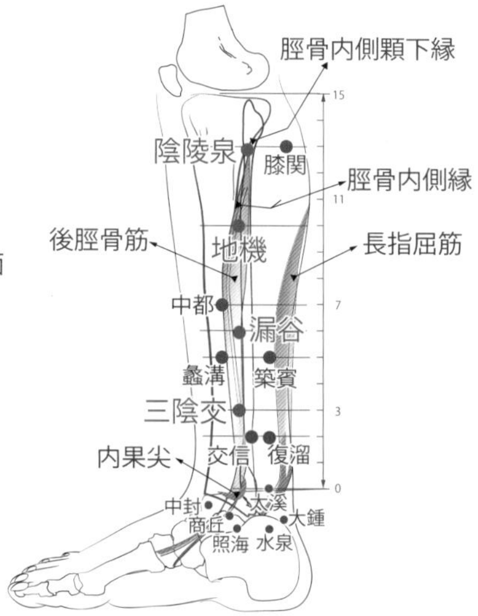

下腿内面

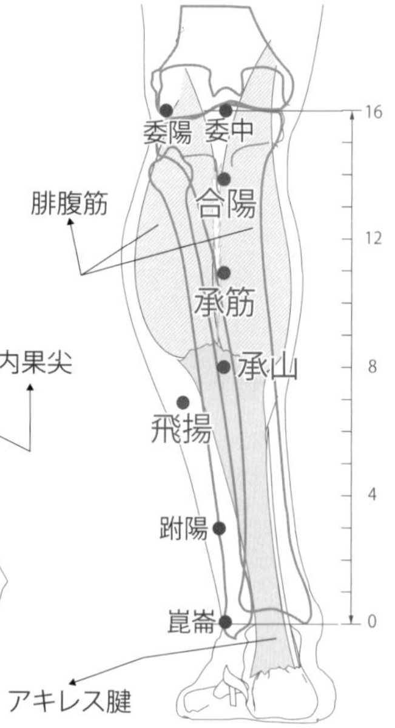

下腿後面

●:5 回以上出題
●:3 回以上出題
●: 関連経穴

穴埋め演習

概　要

下腿には，前面および前外側に胃経，内側（脛側）に脾経，後面および後外側に膀胱経，後内側および内側に腎経，外側に胆経，前内側および脛骨面に肝経が通る．

取　穴

1. 胃経は，まず犢鼻（膝前面・胃経）と解渓（足関節前面・胃経）とを結び，その長さを1尺6寸とする．その線上で，犢鼻の下方3寸で腓骨頭の直下と脛骨粗面下端との中間，深腓骨神経が支配する前脛骨筋中に胃経の合(土）穴，四総穴，胃の下合穴（六腑の病の際に反応が現れやすく治療に応用される穴）の（　①　）を取る．**犢鼻**と**解渓**との中点（**犢鼻**の下方8寸）に（　②　）を取り，その上方2寸に大腸の下合穴である（　③　），（　②　）の下方1寸に小腸の下合穴である下巨虚，（　②　）の外方1横指（中指）で前脛骨筋の外縁に胃経の絡穴である（　④　）を取る．
2. 脾経は，まず脛骨内側縁を指頭で撫で上げたとき，指が止まるところ（脛骨内側顆下縁と脛骨内縁が接する陥凹部）に取る，脾経の合（水）穴である（　⑤　）と内果尖とを結ぶ．次に，内果尖の上方3寸，脛骨の内側縁と後脛骨筋との間，脛骨神経が支配する後脛骨筋，長指屈筋中に（　⑥　），内果尖と（　⑤　）とを結ぶ線のほぼ中点の高さに（　⑦　），脛骨内縁の後際で（　⑤　）の下方3寸（内果尖と膝蓋骨尖とを結ぶ線を3等分し，膝蓋骨尖から3分の1の高さ）に脾経の郄穴である（　⑧　）を取る．
3. 膀胱経は，まず**委中**（膝後面・膀胱経）とアキレス腱の後面を指頭で撫で上げたとき，指が止まるところ（腓腹筋の筋腹とアキレス腱の移行部）で，委中の下方8寸に取る（　⑨　）とを結ぶ．この**委中**と（　⑨　）とを結ぶ線（長さを8寸とする）を4等分し，**委中**から4分の1のところに（　⑩　），中点の下方1寸（膝窩横紋の下方5寸）に（　⑪　）を取る．次に，外果尖とアキレス腱との間の陥凹中に膀胱経の経（火）穴である**崑崙**（足関節後外側・膀胱経）を取り，その上方3寸で腓骨とアキレス腱との間に陽蹻脈の郄穴である跗陽，上方7寸，（　⑨　）の外下方1寸，腓腹筋外側頭下縁とアキレス腱の間に膀胱経の絡穴である（　⑫　）を取る．

解答　①足三里　②条口　③上巨虚　④豊隆　⑤陰陵泉　⑥三陰交　⑦漏谷　⑧地機　⑨承山
⑩合陽　⑪承筋　⑫飛揚

18　下腿（2）

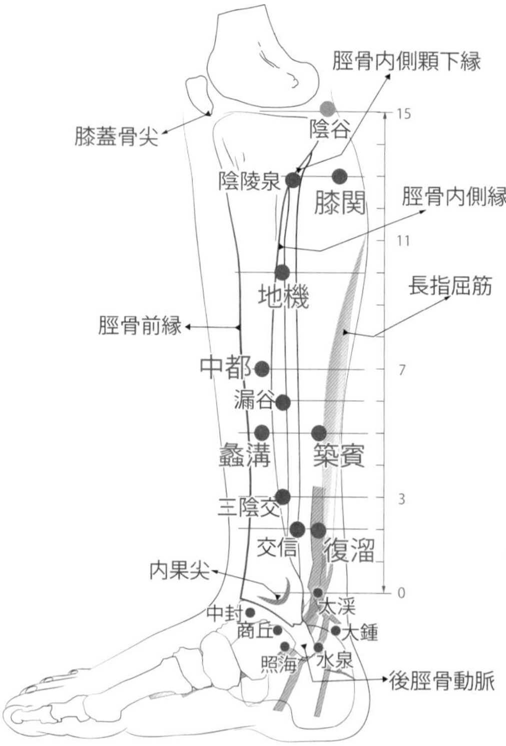

下腿内面

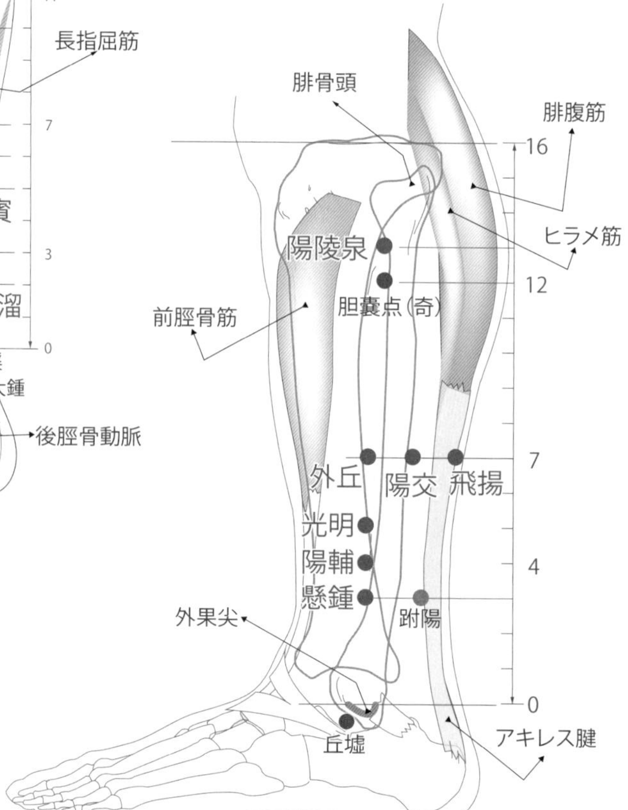

下腿外側面

● :5 回以上出題
● :3 回以上出題
● : 関連経穴

穴埋め演習

1. 腎経は，まず内果尖とアキレス腱との間で，後脛骨動脈拍動部に腎の原穴，腎経の兪土穴である**太渓**と**陰谷**（膝後内側・腎経）とを結ぶ．次に，**太渓**の上方2寸で，アキレス腱と長指屈筋との間に腎経の経（金）穴である（　①　）を取る．（　①　）の前方0.5寸，（　①　）と脛骨内縁後際との間に陰蹻脈の郄穴である交信，**太渓**と**陰谷**とを結ぶ線を3等分し，**太渓**から3分の1のところ（**太渓**の上方5寸），ヒラメ筋（膝を屈し，抵抗に抗して足関節を底屈すると脛骨内側縁に明瞭に現れる）とアキレス腱との間に陰維脈の郄穴である（　②　）を取る．（　②　）と同じ高さには肝経の（　③　）が並ぶ．
2. 胆経は，まず外果尖と膝窩横紋外端とを結ぶ（長さを1尺6寸とする）．外果尖の上方3寸で，腓骨の前方に八会穴の髄会である（　④　）をとる．（　④　）と同じ高さには膀胱経の跗陽が並ぶ．外果尖と膝窩横紋外端を結ぶ線を4等分し，外果尖から4分の1のところ（外果尖の上方4寸），腓骨の前方に胆経の経（火）穴である（　⑤　），外果尖の上方5寸に胆経の絡穴である（　⑥　），外果尖と膝窩横紋外端とを結ぶ線上の中点の下方1寸（外果尖の上方7寸）の高さで，長腓骨筋中，腓骨の前方の陥凹部に胆経の郄穴である（　⑦　）を取る．（　⑦　）と同じ高さで，腓骨の後方で（　⑦　）と膀胱経の**飛揚**との間の陥凹部には陽維脈の郄穴である（　⑧　）を取る．腓骨頭の前下部，長腓骨筋腱の前縁に胆経の合（土）穴，八会穴の筋会，胆の下合穴である（　⑨　）を取る．なお，（　⑥　）から（　⑨　）にかけて走行する長腓骨筋は浅腓骨神経の支配を受け，足関節の底屈および外反に作用する．
3. 肝経は，まず内果尖と膝蓋骨尖とを結ぶ（長さを1尺5寸とする）．この線を3等分し，内果尖から3分の1のところ（内果尖の上方5寸），脛骨の前縁と内側縁との中間に肝経の絡穴である（　③　），内果尖と膝蓋骨尖とを結ぶ線の中点の下方0.5寸（内果尖の上方7寸）で，脛骨の前縁と内側縁との中間に肝経の郄穴である（　⑩　）を取る．また，下腿脛骨面，**陰陵泉**の後方1寸で，脛骨内側顆の下方に（　⑪　）を取る．なお，（　⑪　）には，縫工筋とともに鵞足を構成する薄筋，半腱様筋が停止しているため，鵞足炎の局所治療に使用される．

解答　①復溜　②築賓　③蠡溝　④懸鍾　⑤陽輔　⑥光明　⑦外丘　⑧陽交　⑨陽陵泉　⑩中都　⑪膝関

基礎問題

1 取穴法で正しい記述はどれか．（はき 2）

1．光明は外果上方 5 寸に取る．
2．水分は神闕の上 1.5 寸に取る．
3．至陽は第 8，第 9 胸椎棘突起間に取る．
4．地機は内果の上 6 寸に取る．

2 下腿にある経穴はどれか．（あマ指 2）

1．温溜　2．梁丘　3．陰陵泉　4．血海

3 八会穴で合穴はどれか．（はき 3）

1．曲池　2．太淵　3．中脘　4．陽陵泉

4 郄穴はどれか．（はき 3）

1．浮郄　2．地機　3．偏歴　4．四瀆

5 内果の上方 3 寸で脛骨の内側縁にある経穴はどれか．（あマ指 3）

1．陽陵泉　2．足三里　3．湧泉　4．三陰交

6 取穴法で正しい記述はどれか．（はき 4）

1．命門は第 3，第 4 腰椎棘突起間に取る．
2．腎兪は第 1，第 2 腰椎棘突起間の外方 1.5 寸に取る．
3．関元は神闕の下 2 寸に取る．
4．復溜は太渓（太谿）の上 2 寸でアキレス腱前縁に取る．

7 陽陵泉穴はどの筋肉上に取穴するか．（あマ指 4）

1．腓腹筋　2．長腓骨筋　3．前脛骨筋　4．後脛骨筋

8 絡穴はどれか．（はき 5）

1．地機　2．光明　3．中都　4．梁丘

9 腎に関係する経穴はどれか．（あマ指 5）

1．太渓（太谿）　2．太白　3．地機　4．梁丘

10 八会と経穴との組合せで正しいのはどれか．（はき 7）

1．臓会 — 中脘　2．腑会 — 章門　3．筋会 — 陽陵泉　4．血会 — 大杼

11 絡穴はどれか．（はき 7）

1．中都　2．京門　3．大陵　4．豊隆

12 足三里穴に分布する神経はどれか．（あマ指 7）

1．伏在神経　2．深腓骨神経　3．浅腓骨神経　4．脛骨神経

13 胆経に属する経穴はどれか．（あマ指 8）

1．殷門　2．陽陵泉　3．足三里　4．三陰交

14 下腿部にある経穴はどれか.（あマ指 8）
1. 血海　2. 三陰交　3. 承扶　4. 大巨

15 腓腹筋上にある経穴はどれか.（はき 9）
1. 承山　2. 陽輔　3. 三陰交　4. 太渓

16 脾経に属する経穴はどれか.（あマ指 9）
1. 委中　2. 陽陵泉　3. 三陰交　4. 大衝

17 腓骨頭の前下部にある経穴はどれか.（あマ指 9）
1. 陰谷　2. 陽陵泉　3. 地機　4. 三陰交

18 取穴法で正しい記述はどれか.（はき 11）
1. 豊隆は内果の上方 8 寸に取る.　2. 中都は内果の上方 7 寸に取る.
3. 外丘は外果の上方 5 寸に取る.　4. 三陰交は外果の上方 3 寸に取る.

19 三陰交で交わらない経脈はどれか.（はき 11）
1. 肝経　2. 胃経　3. 脾経　4. 腎経

20 経脈と所属経穴との組合せで正しいのはどれか.（あマ指 13）
1. 胃経 — 陰谷　2. 脾経 — 陰陵泉　3. 腎経 — 地機　4. 胆経 — 太衝

21 腎経に属する経穴はどれか.（あマ指 14）
1. 承扶　2. 犢鼻　3. 築賓　4. 太白

22 経穴と筋肉との組合せで誤っているのはどれか.（あマ指 14）
1. 肩井 — 僧帽筋　2. 天枢 — 腹直筋　3. 血海 — 大腿四頭筋　4. 豊隆 — 長腓骨筋

23 取穴法で誤っている記述はどれか.（はき 15）
1. 陰包は大腿骨内側上顆の上方 4 寸に取る.
2. 条口は外果の上方 5 寸に取る.
3. 漏谷は内果の上方 6 寸に取る.
4. 中瀆は大腿骨外側上顆の上方 5 寸に取る.

24 腓腹筋とヒラメ筋との間に取るのはどれか.（はき 18）
1. 外丘　2. 飛揚　3. 陽交　4. 豊隆

25 足の太陽膀胱経に属するのはどれか.（あマ指 18）
1. 飛揚　2. 陽池　3. 至陽　4. 膝陽関

26 奇経と郄穴との組合せで正しいのはどれか.（はき 19）
1. 陰維脈 —築賓　2. 陰蹻脈 — 陽交　3. 陽蹻脈 — 交信　4. 陽維脈 — 跗陽

27 光明について正しい記述はどれか.（あマ指 20）

1. 外果尖の上方 3 寸に取る.　2. 原穴である.

3. 所属経脈は下肢を上行している.　4. 浅腓骨神経の支配領域にある.

28 前脛骨筋上にある経穴はどれか.（あマ指 6　類似：あマ指 21）

1. 陽陵泉　2. 陰陵泉　3. 三陰交　4. 足三里

29 腓骨体の前方で外果尖の上方 5 寸に取るのはどれか.（あマ指 22）

1. 豊隆　2. 地機　3. 光明　4. 飛揚

30 経穴とその部にある筋の支配神経の組合せで正しいのはどれか.（はき 23）

1. 温溜 — 尺骨神経　2. 外関 — 正中神経　3. 三陰交 — 脛骨神経　4. 足三里 — 浅腓骨神経

31 外果の後方を流注する経脈の絡穴はどれか.（あマ指 23）

1. 飛揚　2. 公孫　3. 光明　4. 大鍾

32 脾経の合穴から後方 1 寸にある経穴はどれか.（あマ指 23）

1. 陰谷　2. 犢鼻　3. 膝陽関　4. 膝関

33 取穴法で正しいのはどれか.（はき 24）

1. 豊隆は前脛骨筋の外縁，外果尖の上方 6 寸に取る.

2. 光明は腓骨の前縁，外果尖の上方 5 寸に取る.

3. 復溜はアキレス腱の前縁，内果尖の上方 4 寸に取る.

4. 中都は脛骨内側面の中央，内果尖の上方 8 寸に取る.

34 脛骨内縁の後際に取穴する経穴はどれか.（あマ指 24）

1. 飛揚　2. 地機　3. 光明　4. 蠡溝

35 経穴と筋の組合せで正しいのはどれか.（あマ指 25）

1. 足三里 — 長指屈筋　2. 血海 — 外側広筋　3. 飛揚 — 前脛骨筋　4. 光明 — 長腓骨筋

36 経穴とその部位にある筋の支配神経の組合せで正しいのはどれか.（はき 28）

1. 孔最 — 尺骨神経　2. 支正 — 正中神経

3. 三陰交 — 脛骨神経　4. 陽陵泉 — 深腓骨神経

37 陰陵泉の後方 1 寸にあるのはどれか.（あマ指 28）

1. 陰谷　2. 膝関　3. 地機　4. 犢鼻

応用問題

1 次の文で示す運動麻痺に対し，罹患神経の刺激を目的とした適切な治療穴はどれか.
「足関節の屈曲（底屈）と足指の屈曲が困難.」（はき 7）

1. 外丘　2. 足三里　3. 陰陵泉　4. 承山

[2] 取穴法で正しい記述はどれか.（はき 8）

1. 手三里は曲池の下方 3 寸に取る.　2. 外関は陽池の上方 4 寸に取る.
3. 築賓は太渓の上方 5 寸に取る.　4. 下脘は神闕の上方 3 寸に取る.

[3] 次の文で示す奇経はどれか.
「足の少陰の築賓から起こり, 大腿内側を上って下腹部に入る.」（はき 9）

1. 陰維脈　2. 陰蹻脈　3. 衝脈　4. 帯脈

[4] 次の文で示す患者の病証に対し, 難経六十九難に基づき補法を行う治療穴はどれか.
「55 歳の男性. 慢性の腰下肢痛がある. 倦怠感と耳鳴りを伴う. 脈は細弱.」（はき 9）

1. 足三里　2. 復溜　3. 行間　4. 解渓

[5] 次の文で示す症状に対し, 罹患筋への局所治療穴として適切なのはどれか.
「足関節の屈曲および外がえし運動で下腿部の痛みが増悪する.」（はき 9）

1. 足三里　2. 陽交　3. 合陽　4. 三陰交

[6] 五行穴のうち合土穴はどれか.（はき 10）

1. 足三里　2. 陰陵泉　3. 中封　4. 足臨泣

[7] 陽蹻脈の郄穴の部位はどれか.（はき 28）

1. 下腿外側, 腓骨の前方, 外果尖の上方 7 寸
2. 下腿内側, 脛骨内縁の後際, 陰陵泉の下方 3 寸
3. 下腿前内側, 脛骨内側面の中央, 内果尖の上方 7 寸
4. 下腿後外側, 腓骨とアキレス腱の間, 崑崙の上方 3 寸

解答

基礎問題：[1] 1　[2] 3　[3] 4　[4] 2　[5] 4　[6] 4　[7] 2　[8] 2　[9] 1　[10] 3　[11] 4　[12] 2　[13] 2
[14] 2　[15] 1　[16] 3　[17] 2　[18] 2　[19] 2　[20] 2　[21] 3　[22] 4　[23] 2　[24] 2　[25] 1　[26] 1
[27] 4　[28] 4　[29] 3　[30] 3　[31] 1　[32] 4　[33] 2　[34] 2　[35] 4　[36] 3　[37] 2

応用問題：[1] 4　[2] 3　[3] 1　[4] 2　[5] 2　[6] 1　[7] 4（跗陽）

19　足関節

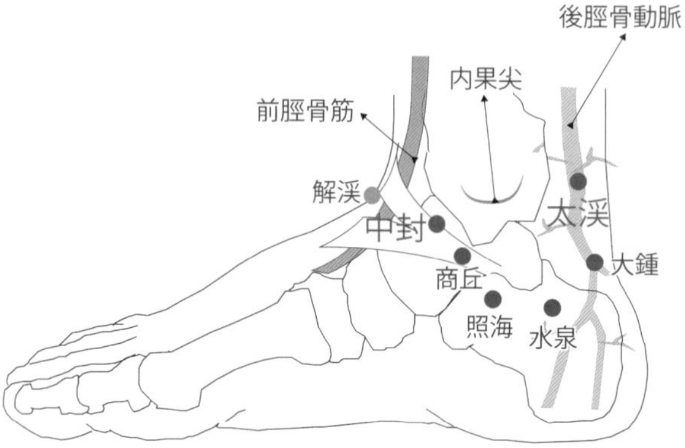

足内側面

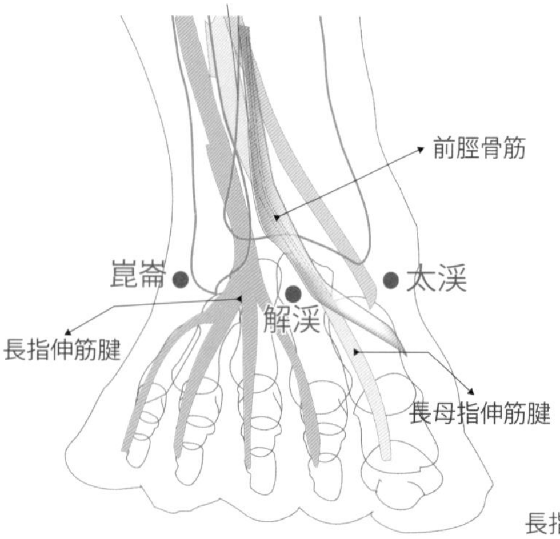

足背面

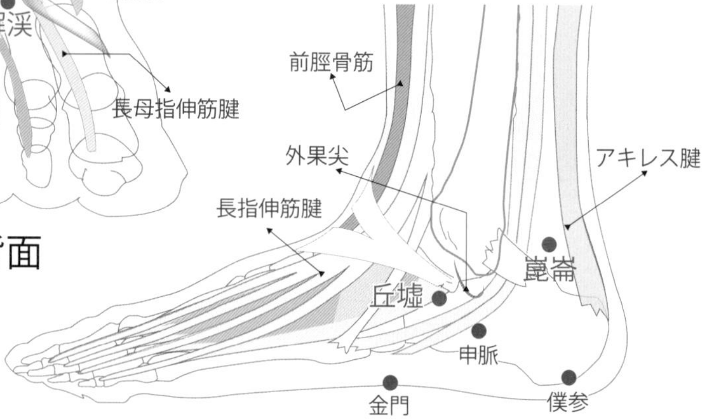

足外側面

● :5 回以上出題
● :3 回以上出題
● : 関連経穴

穴埋め演習

概　要

足関節には，前面に胃経，後外側に膀胱経，後内側に腎経，前外側に胆経，前内側に肝経の経穴が位置する．

取　穴

1. 胃経の経（火）穴である（　①　）は，内果尖と外果尖との中点にあたり，足関節を背屈すると現れる3本の腱（内側から前脛骨筋腱，長母指伸筋腱，長指伸筋腱）のうち，長母指伸筋腱，長指伸筋腱の間の陥凹部に取る．
2. 膀胱経の経（火）穴である（　②　）は，外果尖とアキレス腱との間の陥凹中に取る．
3. 腎経の兪（土）穴で，腎の原穴である（　③　）は，内果尖とアキレス腱との間で後脛骨動脈拍動部に取る．
4. 胆の原穴である胆経の（　④　）は，抵抗に抗して足の第2指から第5指を伸展させると，長指伸筋腱がはっきり現れ，その外側陥凹中に取る．
5. 肝経の経（金）穴である（　⑤　）は，内果尖の前方で，前脛骨筋腱（足関節を背屈すると現れる3本の腱のうち最も内側の腱）の内側陥凹中に取り，（　①　）と**商丘**（足内側・脾経）との間にあたる．

解答　①解渓　②崑崙　③太渓　④丘墟　⑤中封

基礎問題

1 腎に関係する経穴はどれか.（あマ指5）

1. 太渓（太谿） 2. 太白 3. 地機 4. 梁丘

2 腎経の原穴はどれか.（あマ指6）

1. 太衝 2. 太白 3. 太淵 4. 太渓

3 経穴と動脈拍動部との組合せで正しいのはどれか.（あマ指21）

1. 大迎 — 総頸動脈 2. 太渓 — 後脛骨動脈 3. 太衝 — 膝窩動脈 4. 衝陽 — 前脛骨動脈

応用問題

1 経脈と原穴との組合せで誤っているのはどれか.（あマ指13）

1. 肺経 — 太淵 2. 心経 — 神門 3. 脾経 — 太白 4. 肝経 — 太渓

2 所属する経脈が表裏関係にない原穴の組合せはどれか.（はき15）

1. 太淵 — 合谷 2. 神門 — 腕骨 3. 太白 — 衝陽 4. 太渓 — 丘墟

解答

基礎問題：1 1　2 4　3 2

応用問題：1 4　2 4

八脈交会穴（八総穴，八宗穴）について

奇経八脈の主治穴であり，正経十二経脈と奇経八脈とが密接に関係し，2穴（上肢と下肢の宗穴）を組み合わせて治療に用いる．

奇経八脈	経穴 経脈	主治	経穴 経脈	奇経八脈
衝脈	公孫 （足太陰脾経）	心，胸，胃 （胃腸疾患，神経症，心疾患）	内関 （手厥陰心包経）	陰維脈
帯脈	足臨泣 （足少陽胆経）	外眼角，耳後，頬，肩 （顔面部，側頭部，頸部の疾患）	外関 （手少陽三焦経）	陽維脈
督脈	後渓 （手太陽小腸経）	内眼角，耳，項，肩甲骨 （顔面部，側頭部，肩甲骨周囲の疾患）	申脈 （足太陽膀胱経）	陽蹻脈
任脈	列欠 （手太陰肺経）	肺，胸，横隔膜 （胸部，呼吸器系の疾患）	照海 （足少陰腎経）	陰蹻脈

下合穴について

全て下肢にあり，六腑の病に対する診察点や治療の要穴となる．

下合穴	経穴（経脈）	主治
胆	陽陵泉（足少陽胆経）	肝胆疾患の痛み
小腸	下巨虚（足陽明胃経）	消化不良
胃	足三里（足陽明胃経）	消化不良
大腸	上巨虚（足陽明胃経）	便秘と下痢
膀胱	委中（足太陽膀胱経）	頻尿と排尿時の痛み
三焦	委陽（足太陽膀胱経）	頻尿と排尿時の痛み

トリガーポイントについて

筋筋膜性疼痛症候群の診断，治療部位であり，発現部位は経穴部位の一致率と極めて高いとの報告がある．**圧痛**，**索状硬結**，**局所単収縮反応**，**関連痛現象**など特徴を持ち，持続的筋収縮によるATP欠乏に伴い各種生理活性物質が産生され，侵害受容器（**ポリモーダル受容器**）の感作が原因として考えられている．

20　足（脾経，腎経）

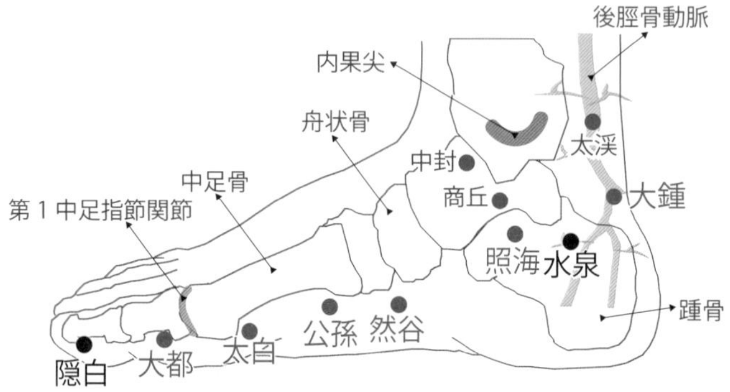

足内側面

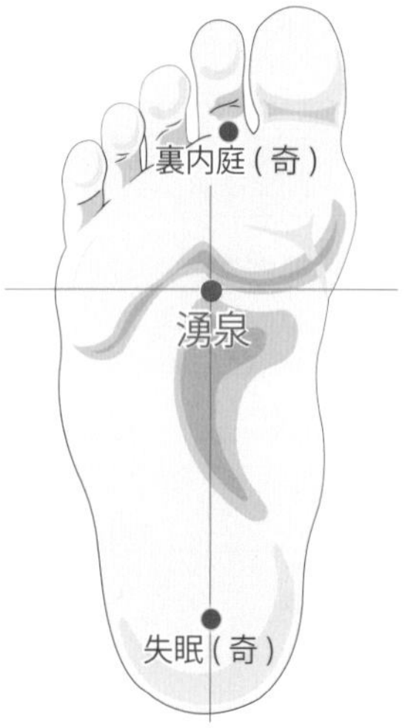

足底面

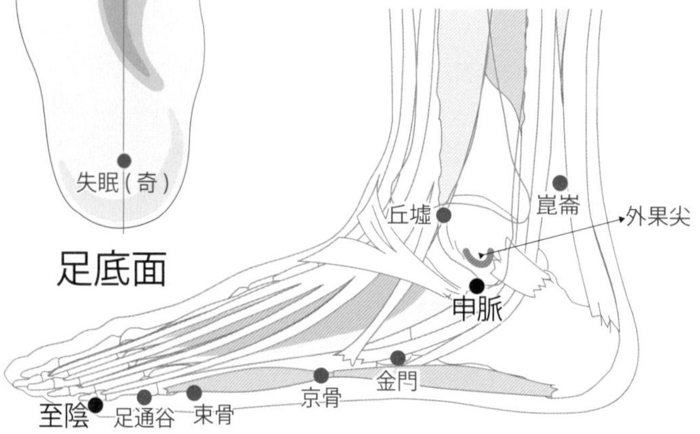

足外側面

● :5 回以上出題
● :3 回以上出題
● : 関連経穴

穴埋め演習

概　要

足の内側には脾経，腎経，足背には内側から外側にかけて肝経，胃経，胆経，膀胱経が並び，足底には腎経が通る．

取　穴（脾経，腎経）

1. 足の太陰脾経は，足の陽明胃経の脈気を受けて足の第1指内側端に起こり，表裏の境目に沿って内果の前を通る．まず，足の第1指爪根部近位縁に引いた線（爪甲基底部の水平線）と，内側縁に引いた線（爪甲内側縁の垂線）との交点（爪甲角の近位内方0.1寸（指寸））に脾経の井（木）穴である（　①　）を取る．次に，第1中足指節関節の内側を触察し，その前部に触れる陥凹中，表裏の境目に脾経の滎（火）穴である（　②　）を取る．さらに，第1中足骨の内側縁を後ろからつま先の方へ指頭で撫でていくとき，指が止まるところ，表裏の境目に脾の原穴で脾経の兪（土）穴，五兪穴の主治で体重節痛を主る経穴である（　③　）を取り，（　③　）から第1中足骨の内側縁に沿って後ろへ指頭で撫でていくとき，指が止まるところ，表裏の境目に脾経の絡穴で八脈交会穴である（　④　）を取る．内果の前下方（内果前縁を通る垂線と内果下縁を通る水平線との交点），舟状骨粗面と内果尖の中央陥凹部に脾経の経（金）穴である（　⑤　）を取る．
2. 足の少陰腎経は，足の第5指の下，膀胱経の（　⑥　）で脈気を受けて起こり，斜めに足底中央（　⑦　）に向かい，舟状骨粗面の下に出て内果の後（**太渓**）をめぐり，分かれて踵に入る．まず，足指を屈曲して，第2・第3指の間のみずかきと踵とを結ぶ線を3等分し，みずかきから3分の1のところの最陥凹部に腎経の井（木）穴である（　⑦　）を取る．次に，内果の前下方で，舟状骨の尖ったところの直下，表裏の境目に腎経の滎（火）穴である（　⑧　）を取る．さらに，内果尖とアキレス腱との間で，後脛骨動脈拍動部に腎の原穴で腎経の兪（土）穴である**太渓**を取り，**太渓**の下方で踵骨上方，アキレス腱付着部内側前方の陥凹部に腎経の絡穴である（　⑨　），**太渓**の下方1寸で踵骨隆起前方の陥凹部に腎経の郄穴である（　⑩　）を取る．内果尖の下方1寸の陥凹部には陰蹻脈の八脈交会穴である（　⑪　）を取る．（　⑪　）に対応する外側の経穴は**申脈**（膀胱経）である．

解答　①隠白　②大都　③太白　④公孫　⑤商丘　⑥至陰　⑦湧泉　⑧然谷　⑨大鍾　⑩水泉　⑪照海

20　足（肝経，胃経）

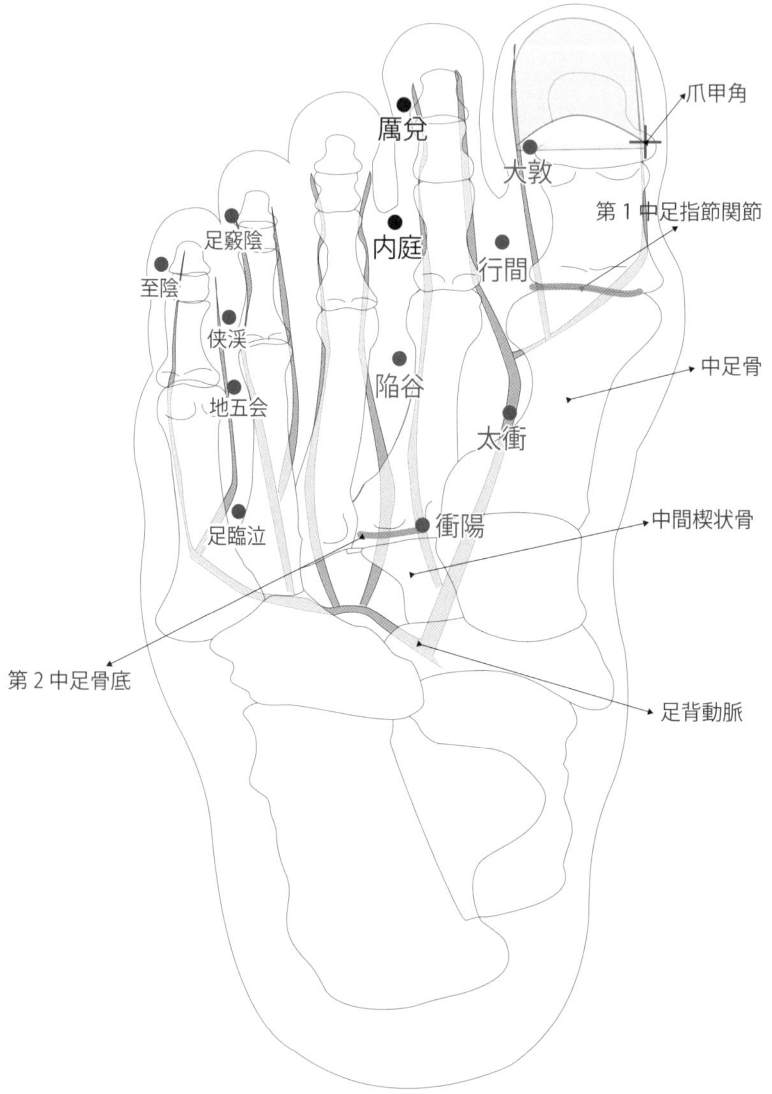

足背面

- ●:5 回以上出題
- ●:3 回以上出題
- ●: 関連経穴

穴埋め演習

取　穴（肝経，胃経）

1. 足の厥陰肝経は，足の少陽胆経の脈気を受けて足の第1指外側端に起こり，足背，内果の前を通り，胆を絡（まと）う．まず，足の第1指爪根部近位縁に引いた線（爪甲基底部の水平線）と，外側縁に引いた線（爪甲外側縁の垂線）との交点（爪甲角の近位外方0.1寸（指寸））に肝経の井（木）穴である（　①　）を取る．次に，第1・第2中足指節関節間の直前（みずかきの近位，赤白肉際）の陥凹部に肝経の滎（火）穴である（　②　）を取る．さらに，第1・第2中足骨間を指頭で撫で上げたとき，指が止まるところで，足背動脈の拍動部，深腓骨神経の固有支配領域に肝の原穴で肝経の兪（土）穴である（　③　）を取る．
2. 足の陽明胃経は，足背から足の第2指外側端に出る．まず，第2中足骨底と中間楔状骨との間で，足背動脈拍動部に胃の原穴である（　④　）を取る．次に，第2・第3中足骨間，第2中足指節関節の近位（後外側）陥凹中に胃経の兪（木）穴である（　⑤　）を取る．また，第2・第3中足指節関節間の直前（みずかきの後縁，赤白肉際）の陥凹部に胃経の滎（水）穴である（　⑥　）を取る．最後に，足の第2指爪根部近位縁に引いた線（爪甲基底部の水平線）と，外側縁に引いた線（爪甲外側縁の垂線）との交点（爪甲角の近位外方0.1寸（指寸））に胃経の井（金）穴である（　⑦　）を取る．

解答　①大敦　②行間　③太衝　④衝陽　⑤陥谷　⑥内庭　⑦厲兌

20　足（胆経，膀胱経）

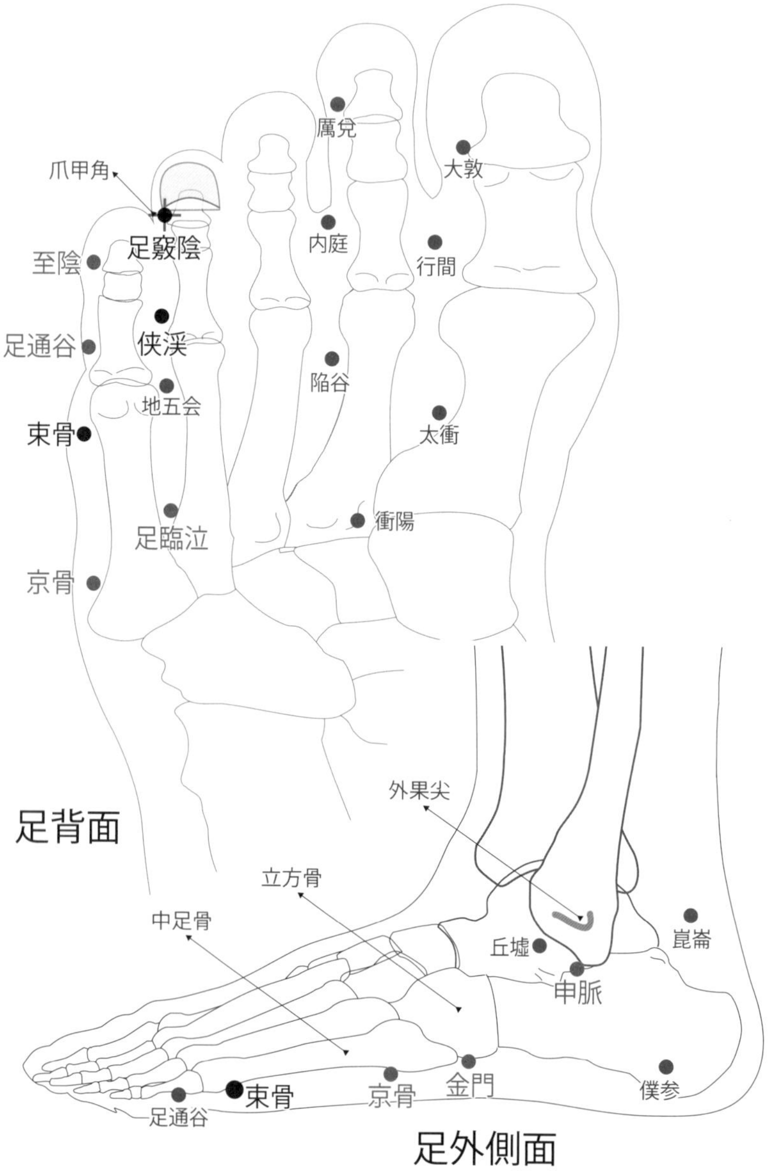

● :5 回以上出題
● :3 回以上出題
● : 関連経穴

穴埋め演習

取　穴（胆経，膀胱経）

1. 足の少陽胆経は，外果の前丘墟から足背をめぐり，足を第4指外側端に終わる．まず，第4・第5中足骨間を指頭で撫で上げたとき，指が止まるところに胆経の兪（木）穴，帯脈の八脈交会穴である（　①　），同じく第4・第5中足骨間で，第4中足指節関節の近位（後外側）陥凹中に地五会を取る．次に，第4・第5中足指節関節間の直前（みずかきの近位，赤白肉際）の陥凹部に胆経の滎（水）穴である（　②　）を取る．最後に，足の第4指爪根部近位縁に引いた線（爪甲基底部の水平線）と，外側縁に引いた線（爪甲外側縁の垂線）との交点（爪甲角の近位外方0.1寸（指寸））に胆経の井（金）穴である（　③　）を取る．
2. 足の太陽膀胱経は，外果後方を通って足の第5指外側端に至る．まず，崑崙（足関節後外側・膀胱経）の下方，外果尖の後下方，踵骨隆起の前下方にある陥凹中，表裏の境目に僕参を取る．次に，外果尖の直下，外果下縁と踵骨の間の陥凹部に，陽蹻脈の八脈交会穴である（　④　）を取る．なお，八脈交会穴（別名：八総穴，八宗穴）とは，奇経八脈の主治穴（総穴，宗穴）という意味であり，正経十二経脈と奇経八脈とが密接に関係するところであり，多くは2つの奇経の上肢と下肢にある主治穴を1対組み合わせにして治療に用いる（例：背中がこわばり，陰の部が緩んで陽の部がひきつる場合は，陽蹻脈の申脈と督脈の後渓とを組み合わせる）．続けて，第5中足骨粗面（踵と第5中足指節関節のほぼ中央）の後方，立方骨下方（足底側）の陥凹部に膀胱経の郄穴であり，奇経八脈の陽維脈が起こる（　⑤　），第5中足粗面の前縁，表裏の境目に膀胱の原穴である（　⑥　）を取る．さらに，第5中足骨の外側縁を後ろからつま先の方へ撫でていくと，指が止まるところ，表裏の境目に膀胱経の兪（木）穴である（　⑦　）を取り，第5中足指節関節の外側を触察し，その前部に触れる陥凹中，表裏の境目に膀胱経の滎（水）穴である（　⑧　）を取る．最後に，足の第5指爪根部近位縁に引いた線（爪甲基底部の水平線）と，外側縁に引いた線（爪甲外側縁の垂線）との交点（爪甲角の近位外方0.1寸（指寸））に膀胱経の井（金）穴である（　⑨　）を取る．

解答　①足臨泣　②侠渓　③足竅陰　④申脈　⑤金門　⑥京骨　⑦束骨　⑧足通谷　⑨至陰

基礎問題

1 五兪穴の主治で体重節痛を主る経穴はどれか．（はき 4）

1．復溜　2．経渠　3．太白　4．中封

2 腎に関係する経穴はどれか．（あマ指 5）

1．太渓（太谿）　2．太白　3．地機　4．梁丘

3 経絡と絡穴との組合せで正しいのはどれか．（はき 6）

1．肺経 ― 内関　2．腎経 ― 飛揚　3．大腸経 ― 支正　4．脾経 ― 公孫

4 腎経の原穴はどれか．（あマ指 6）

1．太衝　2．太白　3．太淵　4．太渓

5 体重節痛を主る経穴はどれか．（はき 9）

1．霊道　2．魚際　3．陰谷　4．太白

6 至陰穴で脈気を受けて始まる経絡はどれか．（はき 10）

1．足の太陽膀胱経　2．足の陽明胃経　3．足の少陰腎経　4．足の太陰脾経

7 原穴はどれか．（あマ指 10）

1．太衝　2．陽陵泉　3．三陰交　4．公孫

8 足の小指先端にある経穴はどれか．（あマ指 12）

1．至陰　2．大敦　3．厲兌　4．足竅陰

9 取穴法で正しい記述はどれか．（はき 13）

1．孔最は尺沢の下 4 寸に取る．　2．温溜は陽渓の上 3 寸に取る．

3．跗陽は崑崙の上 2 寸に取る．　4．水泉は太渓の下 1 寸に取る．

10 陰経に所属する経穴はどれか．（あマ指 13）

1．肩井　2．曲池　3．梁丘　4．公孫

11 足の第 1 中足指節関節の後ろ，内側陥凹部に取る経穴はどれか．（はき 14）

1．地五会　2．太白　3．束骨　4．陥谷

12 商丘穴について正しいのはどれか．（はき 15）

1．髄会　2．八総穴　3．経金穴　4．郄穴

13 滎水穴はどれか．（はき 16）

1．陽渓　2．後渓　3．解渓　4．侠渓

14 兪木穴はどれか．（はき 17）

1．足通谷　2．陥谷　3．前谷　4．陽谷

15 奇経八脈と八総穴との組合せで正しいのはどれか.（はき 18）

1. 陰維脈 ― 外関　2. 帯脈 ― 後渓　3. 陽蹻脈 ― 申脈　4. 任脈 ― 照海

16 深腓骨神経の固有支配領域にある経穴はどれか.（はき 18）

1. 申脈　2. 公孫　3. 地五会　4. 行間

17 原穴と所属経脈との組合せで正しいのはどれか.（はき 19）

1. 丘墟 ― 肝経　2. 衝陽 ― 胃経　3. 大陵 ― 心経　4. 京骨 ― 小腸経

18 八総穴であって木に属する経穴はどれか.（はき 19）

1. 申脈　2. 公孫　3. 足臨泣　4. 大敦

19 肝の病証による難聴に対する治療穴として最も適切なのはどれか.（あマ指 19）

1. 合谷　2. 委中　3. 太渓　4. 太衝

20 排尿障害に対するあん摩施術で経絡の流注を考慮した治療穴はどれか.（あマ指 20）

1. 太白　2. 衝陽　3. 丘墟　4. 京骨

21 腎経の絡穴はどれか.（あマ指 20）

1. 丘墟　2. 公孫　3. 大鍾　4. 京骨

22 経穴と動脈拍動部との組合せで正しいのはどれか.（あマ指 21）

1. 大迎 ― 総頸動脈　2. 太渓 ― 後脛骨動脈　3. 太衝 ― 膝窩動脈　4. 衝陽 ― 前脛骨動脈

23 次の文で示す患者の病証に対する治療穴で最も適切なのはどれか.

「37 歳の男性. 主訴は目の疲れ. 時々目がかすみ, 夜間にこむら返りも起こる.」（あマ指 21）

1. 太淵　2. 太白　3. 太渓　4. 太衝

24 経穴の部位と動脈の組合せで正しいのはどれか.（はき 24）

1. 人迎 ― 顔面動脈　2. 曲沢 ― 尺骨動脈　3. 申脈 ― 後脛骨動脈　4. 太衝 ― 足背動脈

25 第 2 中足骨底部と中間楔状骨の間に取る経穴はどれか.（あマ指 25）

1. 京骨　2. 太衝　3. 衝陽　4. 公孫

応用問題

1 経絡と原穴との組合せで正しいのはどれか.（はき 1）

1. 足の少陰腎経 ― 湧泉　2. 足の太陽膀胱経 ― 京骨
3. 手の少陽三焦経 ― 外関　4. 手の厥陰心包経 ― 郄門

2 経絡と原穴との組合せで正しいのはどれか.（あマ指 1）

1. 手の太陰肺経 ― 孔最　2. 手の陽明大腸経 ― 温溜
3. 足の厥陰肝経 ― 太衝　4. 足の陽明胃経 ― 梁丘

3 奇経と経穴との組合せで正しいのはどれか．(はき 4)

1．陽蹻脈 — 然谷　2．陰蹻脈 — 築賓　3．陽維脈 — 金門　4．陰維脈 — 申脈

4 取穴法で正しい記述はどれか．(はき 4)

1．支溝は手関節後面横紋中央の上方 4 寸に取る．
2．陽白は眉毛中央の上方 1.5 寸に取る．
3．京門は第 11 肋骨前端の下際に取る．
4．足臨泣は第 4，第 5 中足骨底間の前の陥凹部に取る．

5 絡穴はどれか．(はき 8)

1．孔最　2．養老　3．大鍾　4．衝陽

6 取穴法で正しい記述はどれか．(はき 9)

1．委陽は膝窩横紋の内端に取る．　2．懸鍾は外果から陽陵泉に向かい 5 寸に取る．
3．照海は内果の直下 1 寸に取る．　4．隠白は足の第 1 指外側爪甲根部に取る．

7 経脈と原穴との組合せで誤っているのはどれか．(あマ指 13)

1．肺経 — 太淵　2．心経 — 神門　3．脾経 — 太白　4．肝経 — 太渓

8 足関節の周囲にない経穴はどれか．(はき 16)

1．解渓　2．丘墟　3．中封　4．金門

9 足背で中足骨底間にない経穴はどれか．(はき 17)

1．足臨泣　2．内庭　3．衝陽　4．太衝

10 次の文で示す病証について，八脈交会穴を用いた治療で最も適切なのはどれか．
「背中がこわばり，陰の部が緩んで陽の部がひきつる．」(はき 23)

1．内関と公孫　2．外関と足臨泣　3．申脈と後渓　4．照海と列欠

11 胆を絡う経脈の原穴はどれか．(あマ指 25)

1．丘墟　2．京骨　3．太渓　4．太衝

12 取穴法で正しいのはどれか．(はき 26)

1．丘墟は，長指伸筋腱内側の陥凹部，外果尖の前下方に取る．
2．太衝は，第 1・第 2 中足骨間，中足骨底接合部近位の陥凹部に取る．
3．水泉は，太渓の下 1 寸，踵骨隆起前方の陥凹部に取る．
4．申脈は，外果尖の直下，外果下縁と距骨の間の陥凹部に取る．

解答

基礎問題：1 3　2 1　3 4　4 4　5 4　6 3　7 1　8 1　9 4　10 4　11 2　12 3　13 4
14 2　15 3　16 4　17 2　18 3　19 4　20 4　21 3　22 2　23 4　24 4　25 3
応用問題：1 2　2 3　3 3　4 4　5 3　6 3　7 4　8 4　9 2　10 3　11 4　12 3

ポイント

五兪穴・五行穴について

五行の相生関係により，井・滎・兪・経・合の五兪穴をさし，その語源は水の流れに例えられる．陰経の「木・火・土・金・水」に対して，陽経は陰経との相克関係により，「金・水・木・火・土」の順序に配列する．

穴名	陰	陽	主治	主な場所
井	木	金	心下満	手足の末端穴
滎	火	水	身熱	末端穴から 2 番目
兪	土	木	体重節痛	末端穴から 3 番目（胆経は 4 番目）
経	金	火	喘咳寒熱	上肢：手関節付近または前腕下部 下肢：足関節付近または下腿下部
合	水	土	逆気而泄	上肢：肘関節付近 下肢：膝関節付近

経名	井（木）穴	滎（火）穴	兪（土）穴	経（金）穴	合（水）穴
足の厥陰肝経	大敦	行間	太衝	中封	曲泉
手の少陰心経	少衝	少府	神門	霊道	少海
足の太陰脾経	隠白	大都	太白	商丘	陰陵泉
手の太陰肺経	少商	魚際	太淵	経渠	尺沢
足の少陰腎経	湧泉	然谷	太渓	復溜	陰谷
手の厥陰心包経	中衝	労宮	大陵	間使	曲沢

経名	井（金）穴	滎（水）穴	兪（木）穴	経（火）穴	合（土）穴
足の少陽胆経	足竅陰	侠渓	足臨泣	陽輔	陽陵泉
手の太陽小腸経	少沢	前谷	後渓	陽谷	小海
足の陽明胃経	厲兌	内庭	陥谷	解渓	足三里
手の陽明大腸経	商陽	二間	三間	陽渓	曲池
足の太陽膀胱経	至陰	足通谷	束骨	崑崙	委中
手の少陽三焦経	関衝	液門	中渚	支溝	天井

21　頭部（1）

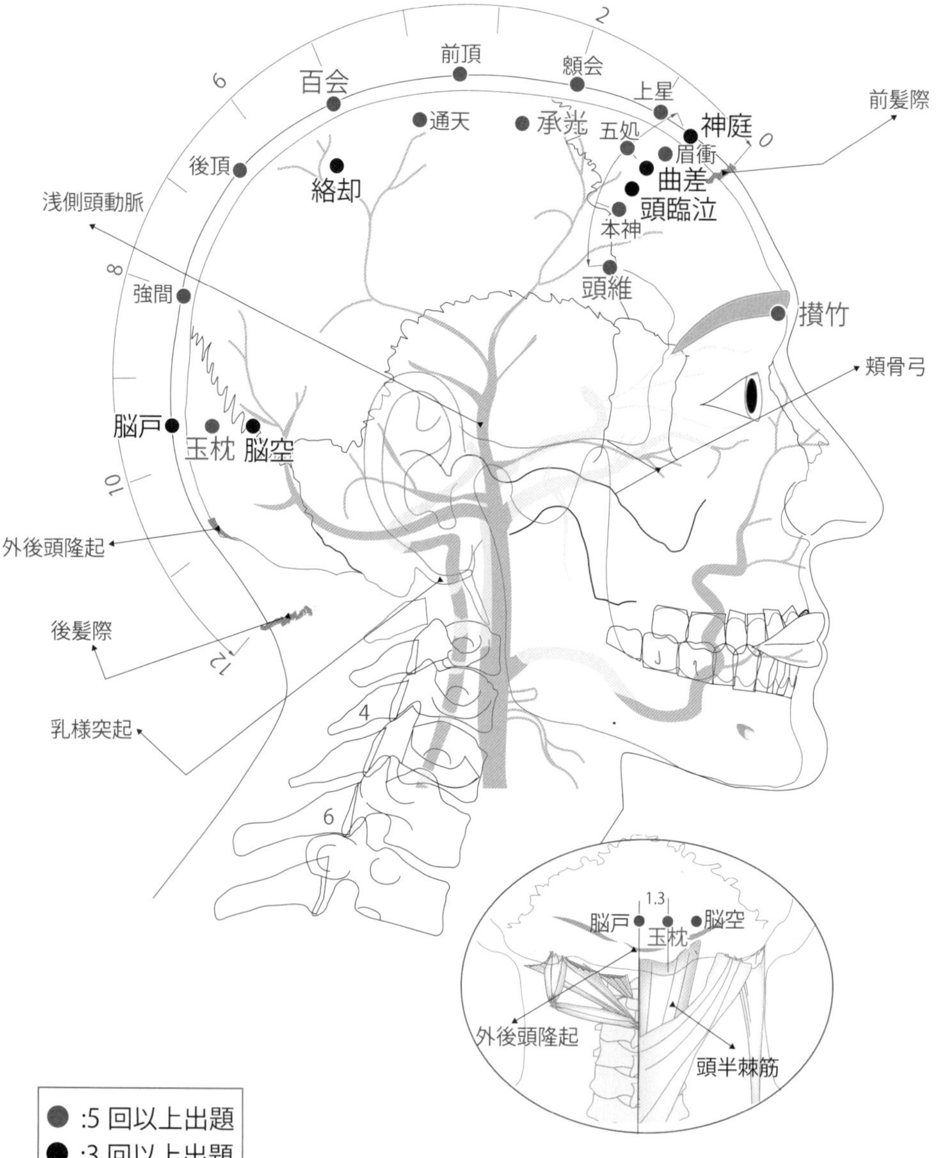

● :5 回以上出題
● :3 回以上出題
● : 関連経穴

頭部側面

穴埋め演習

概　要

頭部には，前正中線から，督脈，膀胱経，胆経，胃経，三焦経が並ぶ．

督脈は，外後頭隆起直下から脳，さらに頭部正中を通り，頭頂部に上り，顔面部正中を経て，上歯齦・上唇小帯の接合部に終わる．

膀胱経は，内眼角に起こり，前頭部を上り，頭頂部で左右が交わる．頭頂部で分かれる支脈は，耳の上に行き側頭部に広がる．本経は頭頂部より入って脳につらなり，かえり出て分かれて項を下る．

胆経は，外眼角に起こり，額角，耳の後，頸をめぐり，三焦経に交わり，大鎖骨上窩に入る．耳の後より分かれた支脈は，耳の中に入り，前に出て外眼角に至る．外眼角より分かれた支脈は顔面動脈拍動部の大迎（顔面部・胃経）へ下り，三焦経に合し，目の下から頸を下り大鎖骨上窩で合流する．

胃経は，大迎，下顎角，耳前から髪際をめぐり，額中央に至る．

三焦経は，項部から耳の後部，上部を経て側頭窩を過ぎ，目の下方に至る．耳の下で分かれた支脈は耳の後から中に入り前に出て，外眼角に至り，足の少陽胆経につながる．

取　穴

1. 督脈の経穴部位を理解するために，まず，①後髪際の中点，②外後頭隆起，③左右の耳介を前に折り，④その上角（耳尖）を結ぶ線の中点，⑤前髪際の中点（眉間の中点の上方 3.5 寸）を体表指標とする．
2. まず，外後頭隆起の上方の陥凹中（外後頭隆起上縁と同じ高さ）に（　①　）を取る．（　①　）と同じ高さに膀胱経の（　②　）と胆経の（　③　）がある．なお，（　②　）は，（　①　）の外方 1.3 寸で，頭半棘筋膨隆の外縁を通る垂線と上項線との交点に取り，この部位の感覚は後頭部から頭頂へかけての皮神経となる第 2 頸神経後枝の大後頭神経が支配する．次に，前髪際中点と後髪際中点とを結ぶ線（骨度法で，この長さを 1 尺 2 寸とする）の中点の前方 1 寸にあたる耳尖を結ぶ線の中点に（　④　）を取る．（　①　）と（　④　）を結ぶ線を 3 等分し，（　①　）から 3 分の 1 のところ（後髪際の上方 4 寸）で小児では小泉門にあたる部位に強間，（　④　）から 3 分の 1 のところ（後髪際の上方 5.5 寸）に後頂を取る．
3. さらに，前正中線上の前髪際の後方 0.5 寸（前髪際がはっきりしない場合は，眉間の中点の上方 3.5 寸）に（　⑤　）を取る．（　⑤　）と同じ高さである前髪際の後方 0.5 寸には，膀胱経の眉衝，膀胱経の（　⑥　），胆経の（　⑦　），胆経の本神，胃経の（　⑧　）が並ぶ．（　④　）と（　⑤　）とを結ぶ線を 3 等分し，（　④　）から 3 分の 1 のところ（前髪際の後方 3.5 寸）に前頂，（　⑤　）から 3 分の 1 のところ（前髪際の後方 2 寸）で小児では大泉門にあたる部位に顖会を取る．顖会の前方で前髪際との中点（前髪際の後方 1 寸），前髪際の後方 1 寸に上星を取る．
4. 膀胱経は，まず眉毛内端，前頭切痕の陥凹中に（　⑨　）を取る．次に，額角髪際の後方 0.5 寸，（　⑤　）の外方 4.5 寸に胃経の（　⑧　）を取り，（　⑤　）と（　⑧　）とを結ぶ線を 3 等分し，（　⑤　）から 3 分の 1 のところ（1.5 寸）に（　⑥　）を取る．この（　⑥　）と（　⑤　）との中点に眉衝を取り，（　⑥　）の後方 0.5 寸に五処を取る．さらに，（　④　）の後方 0.5 寸（前髪際の後方 5.5 寸）の外方 1.5 寸に（　⑩　）を取り，五処と（　⑩　）とを結ぶ線を 3 等分し，五処から 3 分の 1 のところ（五処の後方 1.5 寸，（　⑥　）の後方 2 寸）に（　⑪　）を取り，（　⑩　）から 3 分の 1 のところ（（　⑪　）と（　⑩　）の中点）に通天を取る．なお，（　⑪　）は，三叉神経第 1 枝の眼神経の枝である滑車上神経が体表の感覚を支配する．

解答　①脳戸　②玉枕　③脳空　④百会　⑤神庭　⑥曲差　⑦頭臨泣　⑧頭維　⑨攅竹　⑩絡却　⑪承光

21 頭部（2）

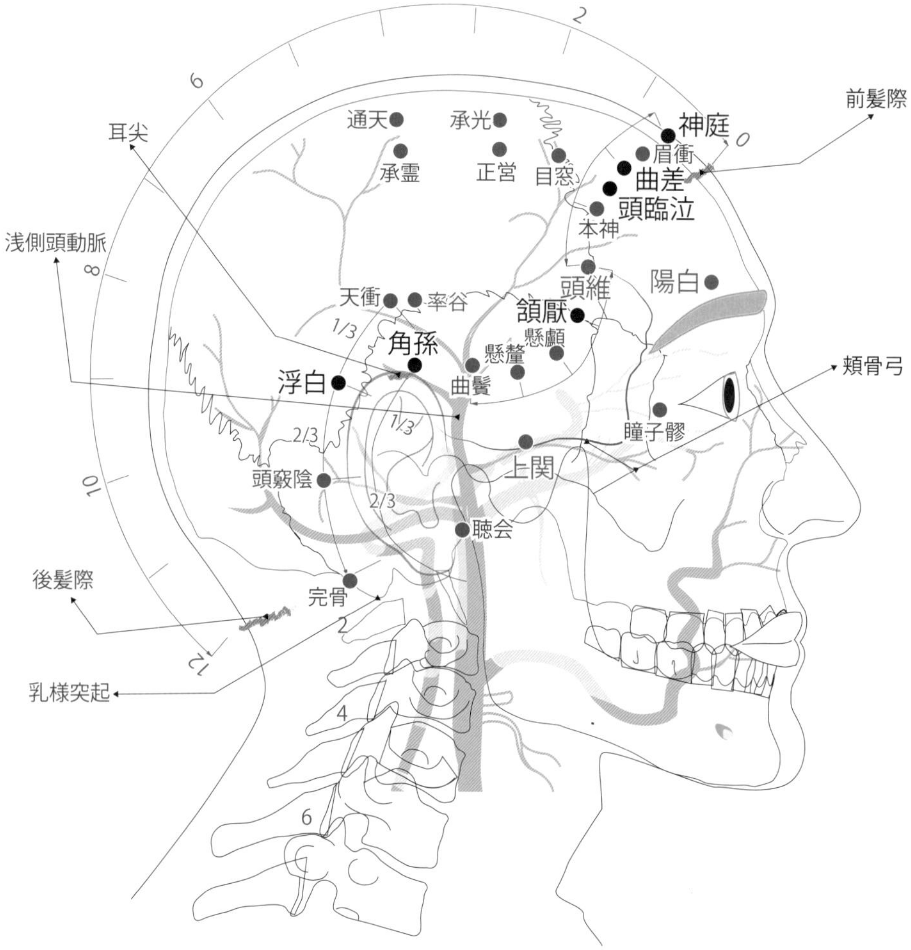

● :5 回以上出題
● :3 回以上出題
● : 関連経穴

頭部側面

穴埋め演習

取　穴

1. 胆経は，外眼角の外方 0.5 寸の陥凹部に取る瞳子髎から起こり，耳珠と下顎骨との間にある陥凹部で，下顎骨関節突起の後縁に取る聴宮（顔面部・小腸経）の直下で珠間切痕の直前陥凹中で，口を開くと深くくぼむところに取る聴会（顔面部），頬骨弓中央の上際陥凹部に（　①　）（別名：客主人）が続く．なお，（　①　）は三叉神経第 3 枝の下顎神経が支配する側頭筋上に位置する．
2. 次に，額角髪際の後方 0.5 寸，督脈の（　②　）の外方 4.5 寸に胃経の（　③　）から，もみあげ後縁の垂線と耳尖の水平線との交点に取る曲鬢までを，側頭髪際にほぼ並行して，なだらかな曲線で結び，（　③　）から 4 分の 1 のところに（　④　），中点に懸顱，曲鬢から 4 分の 1 のところに懸釐を取る．
3. さらに，耳を前方に折り曲げて，耳尖が頭に触れるところに取る三焦経の（　⑤　）の上方 1.5 寸に率谷を取り，その後方 0.5 寸，耳介の付け根の後縁の直上，髪際の上方 2 寸に天衝を取る．乳様突起の後下方陥凹中に完骨（前頸部・胆経）を取り，天衝と完骨とを結ぶ（耳の輪郭に沿った）曲線上，天衝から 3 分の 1 で耳尖直後の髪際の後方 1 寸に（　⑥　），完骨から天衝に向かって約 3 分の 1 のところに頭竅陰を取る．
4. 督脈の（　②　）と胃経の（　③　）とを結ぶ線を 3 等分し，（　③　）から 3 分の 1 のところに本神，中点（瞳孔の直上）に（　⑦　）を取る．瞳孔を通る垂直線上，眉毛中央の上方 1 寸，骨の陥凹部には（　⑧　）を取る．この部位には，前頭部から鼻背，眼球や涙腺など眼窩内の構造や眼瞼の感覚を支配する三叉神経第 1 枝の眼神経の枝である眼窩上神経が分布している．（　⑦　）の後方 1 寸（前髪際から入ること 1.5 寸）に目窓，（　⑦　）の後方 2 寸（前髪際から入ること 2.5 寸）に正営を取る．この正営の内方には膀胱経の（　⑨　）が並び，後方 1.5 寸（前髪際から入ること 4 寸）には内方に通天（膀胱経）が並ぶ承霊を取る．

解答　①上関　②神庭　③頭維　④頷厭　⑤角孫　⑥浮白　⑦頭臨泣　⑧陽白　⑨承光

21　頭部（3）

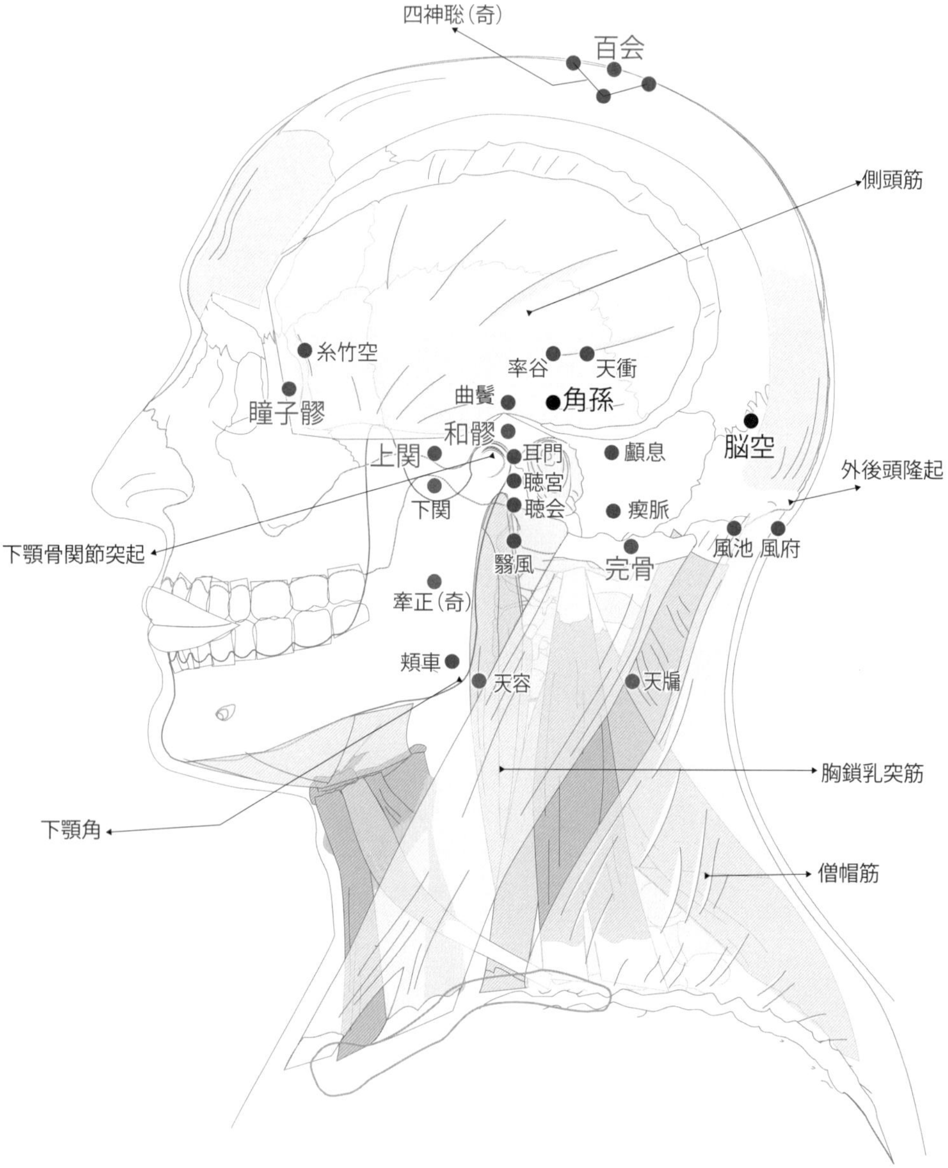

頭部側面

● :5 回以上出題
● :3 回以上出題
● : 関連経穴

穴埋め演習

取　穴

1. 頸部を軽く後屈させて僧帽筋の緊張を緩め，後髪際中央から後頭骨に向かって撫で上げたとき，指が止まるところに取る風府（後頸部・督脈）の外方で，胸鎖乳突筋と僧帽筋の起始部との間の陥凹中に**風池**を取り，その垂線と上項線（外後頭隆起上縁と同じ高さ）との交点に（　①　）を取る．
2. なお，閉口の際に顎関節が痛む場合には，下顎骨の挙上および後方移動に作用する（　②　）筋上にある曲鬢，（　③　）（別名：客主人），率谷，下顎骨の挙上に作用する咬筋上にある**頬車**などを局所治療穴として用い，開口の際に顎関節が痛む場合には，下顎骨の前方移動に作用する外側翼突筋上にある**下関**などを局所治療穴として用いる．
3. 三焦経は，まず耳垂後方，乳様突起下端と下顎枝（下顎骨のうち，歯の並ぶ下顎体から後上方に伸びる部位）との間の陥凹中，下顎角の後方で，胸鎖乳突筋との間に取る**天容**（前頸部・小腸経）の上方に**翳風**を取る．この**翳風**と耳を前方に折り曲げて，耳尖が頭に触れるところに取る（　④　）とを結ぶ（耳の輪郭に沿った）円弧状の曲線上，**翳風**から3分の1のところに瘈脈，（　④　）から3分の1のところに顱息を取る．次に，耳珠の前上方で頬骨弓の後端，耳珠と下顎骨との間にある陥凹部で，下顎骨関節突起の後縁に取る**聴宮**（顔面部・小腸経）の直上に耳門を取り，頬骨弓後端の上方（もみあげの後方，耳介の付け根の前方）で浅側頭動脈拍動部の後方に（　⑤　）を取る．最後に眉毛外端の陥凹部に絲竹空を取る．絲竹空の直下には胆経の（　⑥　）があり，外眼角の外方0.5寸，陥凹部に取る．
4. 頭部の奇穴として，（　⑦　）を中心に前後左右それぞれ1寸の部に4穴を取る四神聡があり，頭痛，眩暈，癲癇，精神病，中風に用いられる．

解答　①脳空　②側頭　③上関　④角孫　⑤和髎　⑥瞳子髎　⑦百会

基礎問題

[1] 手の少陽三焦経の経穴はどれか. (はき4)
1. 承光 2. 頭臨泣 3. 顱息 4. 懸顱

[2] 頭部にある経穴はどれか. (あマ指1 類似：あま指7)
1. 天柱 2. 天突 3. 百会 4. 臑会

[3] 罹患神経への治療を目的として陽白穴へ刺鍼を行う場合, 対象となる顔面痛はどれか. (はき12)
1. 舌咽神経痛 2. 三叉神経第1枝痛 3. 三叉神経第2枝痛 4. 三叉神経第3枝痛

[4] 経穴と筋肉との組合せで正しいのはどれか. (はき13)
1. 客主人 — 側頭筋 2. 大横 — 腹直筋 3. 血海 — 外側広筋 4. 三陰交 — 前脛骨筋

[5] 骨度法では左右の頭維穴の間を何寸とするか. (はき2 類似：はき16)
1. 5寸 2. 8寸 3. 9寸 4. 1尺2寸

[6] 大後頭神経痛に対し, 罹患神経への局所治療穴として適切なのはどれか. (はき16)
1. 玉枕 2. 風池 3. 完骨 4. 天牖

[7] 取穴法で正しい記述はどれか. (はき19)
1. 承泣は瞳孔の下方1寸, 眼窩下縁中央に取る.
2. 絲竹空は眉毛の内端陥凹部に取る.
3. 陽白は眉毛中央の上方1寸に取る.
4. 瞳子髎は内眼角の内方0.1寸, 鼻根との間に取る.

[8] 三叉神経支配の筋上にある経穴はどれか. (はき19)
1. 客主人 2. 陽白 3. 四白 4. 天容

[9] 緊張型頭痛に対する局所治療について, 罹患筋と治療穴との組合せで正しいのはどれか. (はき21)
1. 頭板状筋 — 脳空 2. 側頭筋 — 率谷 3. 後頭筋 — 風池 4. 僧帽筋 — 玉枕

応用問題

[1] 取穴法について正しい記述はどれか. (はき3)
1. 天泉は腋窩横紋の前端から曲池穴に向かい2寸に取る.
2. 頭臨泣は瞳孔の直上で, 神庭穴と頭維穴とを結ぶ線上に取る.
3. 腕骨は手関節後面, 尺骨茎状突起の下際陥凹部に取る.
4. 申脈は外果の直下1寸に取る.

[2] 経穴の部位で正しい記述はどれか.（はき 5）

1. 承光は曲差の後 2 寸にある.
2. 玉枕は瘂門の外方 1.3 寸にある.
3. 神庭は前髪際を入ること 1 寸，正中線上にある.
4. 頭竅陰は角孫の上 1.5 寸にある.

[3] 頭部の神経痛と治療穴との組合せで適切なのはどれか.（はき 8）

1. 三叉神経第 1 枝痛 — 後頂　2. 三叉神経第 3 枝痛 — 完骨
3. 大後頭神経痛 — 玉枕　4. 小後頭神経痛 — 百会

[4] 前頭部にビリッとした電撃様の痛みが走る場合，罹患神経を圧迫する治療穴として適切なのはどれか.（あマ指 17）

1. 聴宮　2. 陽白　3. 四白　4. 下関

[5] 下顎を挙上し後方移動すると顎関節が痛む場合，主動作筋への局所治療穴として最も適切なのはどれか.（はき 25）

1. 下関　2. 曲鬢　3. 顴髎　4. 頬車

[6] 眼精疲労における目の痛みに対して眼球の支配神経を考慮した経穴で適切なのはどれか.（あマ指 25）

1. 翳風　2. 陽白　3. 四白　4. 頬車

解答

基礎問題：[1] 3　[2] 3　[3] 2　[4] 1　[5] 3　[6] 1　[7] 3　[8] 1　[9] 2

応用問題：[1] 2　[2] 1　[3] 3　[4] 2　[5] 2　[6] 2

22 顔面部

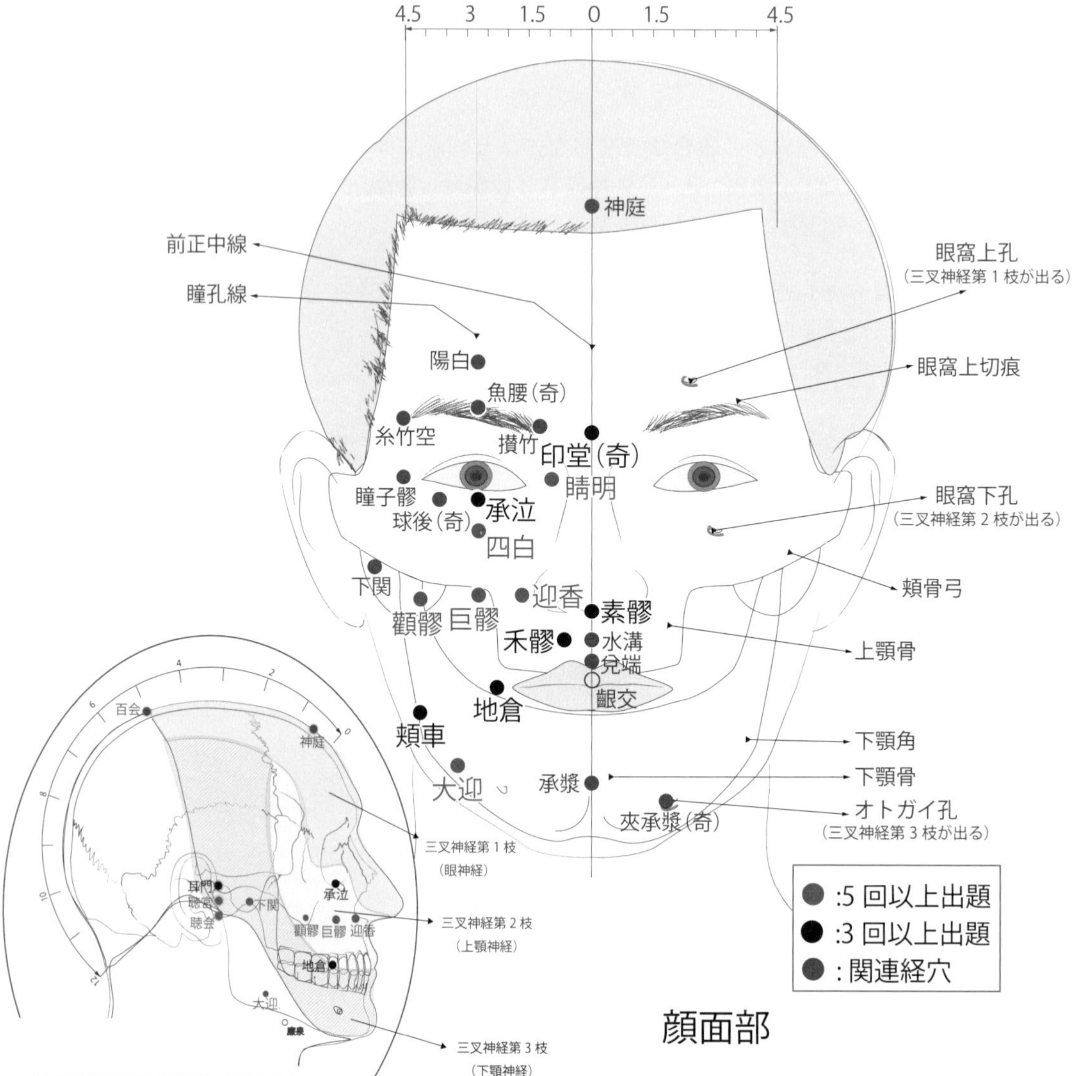

穴埋め演習

概　要

顔面部には，前正中線に督脈と任脈が流れるほか，大腸経，胃経，小腸経，膀胱経，三焦経，胆経の経穴がある．

取　穴

1. 督脈には，鼻尖の中央で，指頭で押すと特にくぼむところに取る（　①　），人中溝の中点（鼻中隔直下と上唇結節上縁との中点）あるいは別説で鼻中隔直下から上唇に向かって3分の1のところ口輪筋上に取る水溝，上唇結節上縁の中央（上唇の中央で皮膚と粘膜との移行部）に取る兌端，上唇を上げ，上唇小帯と歯齦との移行部に取る齦交が並ぶ．
2. （　①　）から百会までは三叉神経第1枝（眼神経）の領域で，水溝から齦交までは三叉神経第2枝（上顎神経）の領域である．
3. 任脈は，オトガイ唇溝の中央に取る承漿から下歯齦に至り，顔面をめぐって目に入る．

4. 大腸経は，鼻孔外側縁の下方で水溝の外方 0.5 寸，あるいは別説で人中溝の上から 3 分の 1 と同じ高さ，鼻孔外縁の下方，口輪筋上，三叉神経第 2 枝の上顎神経の支配領域に取る（　②　）から人中で左右交差し，鼻翼外側縁の中点で，鼻唇溝中に取る．あるいは別説で鼻翼下縁の高さで，鼻唇溝中に取る（　③　）で足の陽明胃経につながる．
5. 胃経は，鼻翼外方に起こり，鼻の外側を通り，上歯に入り，かえり出て口をはさみ唇をめぐり，オトガイで交わる．戻って，顔面動脈拍動部，下顎角，耳前から髪際をめぐり，額中央に至る．経穴は，正視させて，瞳孔を通る垂線上で，眼球と眼窩下縁の間に（　④　）を取り，その下方で，骨が陥凹しているところ（眼窩下孔部），眼窩下神経（三叉神経第 2 枝である上顎神経の分枝）の出る部に（　⑤　）を取る．さらにその下，鼻翼下端から横にひいた線と瞳孔を通る垂線との交点に（　⑥　）を取り，口角の外方 0.4 寸，鼻唇溝あるいはその延長線上，口輪筋上に（　⑦　）を取る．
6. さらに，下顎角から下顎体に沿って指を前方に進め，顔面動脈拍動部，咬筋付着部の前方陥凹部，三叉神経第 3 枝の分枝の下顎神経の支配領域に（　⑧　）を取る．
7. 下顎角の前上方 1 横指（中指），歯を噛み締めると咬筋が緊張し，力を抜くと陥凹するところに（　⑨　）を取り，頬骨弓下縁中点と下顎切痕との間，口を閉じれば深い陥凹ができ，口を開けば下顎骨関節突起が前に移動して陥凹がなくなるところに（　⑩　）を取る．三叉神経第 3 枝の分枝の耳介側頭神経の支配領域に位置する（　⑩　）は，耳下腺の上縁部に当たり，咬筋の上方を通り，外側翼突筋に入り，顎関節症の局所治療穴として小腸経の（　⑪　）などと共に用いる．
8. 小腸経は，大鎖骨上窩から頸をめぐり，頬に上り，外眼角に至り，耳の中に入る．頬から分かれた支脈は，鼻を通って内眼角に至り，足の太陽膀胱経につながる．経穴は，外眼角を通る垂線上で頬骨下方の陥凹部で，胃経の（　⑩　）の前方に（　⑫　）を取り，口をわずかに開け，耳珠中央の前縁と下顎骨との間にある陥凹部で，下顎骨関節突起の後縁に（　⑪　）を取る．
9. 膀胱経は，手の太陽小腸経の脈気を受けて内眼角に起こり，前頭部に上がる．目を閉じて，内眼角の内上方 0.1 寸（内眼角の内上方と眼窩内側壁の間）の陥凹部に（　⑬　）を取る．
10. 三焦経は，耳珠の前上方で頬骨弓の後端（耳珠上の切痕と下顎骨の関節突起の間，陥凹部）で，小腸経の（　⑪　）の直上に（　⑭　）を取る．
11. 胆経は，小腸経の（　⑪　）の直下で，珠間切痕の直前陥凹中で，口を開くと深くくぼむところに（　⑮　）を取る．
12. 奇穴には，**神庭**の下方，両眉頭を結ぶ線の中点に取り，小児のひきつけや鼻疾患，頭痛，眩暈，不眠症に用いる（　⑯　），瞳孔の直上，正視させて眉毛の中央の陥中に取り，眼疾患や眼瞼下垂に用いる魚腰，眉毛の外端と外眼角との中央から後方 1 寸の陥凹部（下顎神経・三叉神経第 3 枝の支配領域）に取り，片頭痛，眼疾患，歯痛，顔面神経麻痺に用いる（　⑰　）（別名：当容），外眼角と内眼角を結んで，外方から 4 分の 1 の垂線上で，眼窩下縁に取り，近視や視神経萎縮，視神経炎，眼瞼麻痺および痙攣に用い，胃経の（　④　）の高さに並ぶ球後，承漿（任脈）の外方 1 寸のオトガイ孔部（下顎神経・三叉神経第 3 枝の枝が出るところ）に取り，歯根炎，下歯痛，顔面神経麻痺および痙攣に用いる夾承漿がある．

解答　①素髎　②禾髎　③迎香　④承泣　⑤四白　⑥巨髎　⑦地倉　⑧大迎　⑨頬車　⑩下関
⑪聴宮　⑫顴髎　⑬睛明　⑭耳門　⑮聴会　⑯印堂　⑰太陽

基礎問題

1 三叉神経第２枝領域にある経穴はどれか．（はき 4）

1．印堂　2．攢竹　3．四白　4．大迎

2 咬筋上にある経穴はどれか．（はき 8）

1．迎香　2．和髎　3．四白　4．下関

3 眉毛外端と外眼角との中央から後１寸の陥凹部にある経穴はどれか．（はき 9）

1．印堂　2．太陽　3．眉衝　4．絲竹空

4 眼窩下孔部にある経穴はどれか．（あマ指 14）

1．四白　2．下関　3．睛明　4．瞳子髎

5 経穴と所属経脈との組合せで正しいのはどれか．（はき 19）

1．聴宮 — 三焦経　2．和髎 — 胃経　3．耳門 — 小腸経　4．聴会 — 胆経

6 三叉神経第１枝の領域にある経穴はどれか．（はき 25）

1．四白　2．迎香　3．素髎　4．下関

7 三叉神経第２枝の領域にある経穴はどれか．（はき 28）

1．素髎　2．兌端　3．承漿　4．下関

応用問題

1 上顎神経の支配領域にない経穴はどれか．（はき 5）

1．下関　2．巨髎　3．四白　4．承泣

2 顎関節症の開口障害に対し罹患部への局所治療として適切な経穴はどれか．（はき 7）

1．四白　2．陽白　3．下関　4．迎香

3 頭部の神経痛と罹患神経を対象とした治療穴との組合せで正しいのはどれか．（はき 9）

1．三叉神経第１枝痛 — 天柱　2．三叉神経第２枝痛 — 四白
3．三叉神経第３枝痛 — 浮白　4．大後頭神経痛 — 完骨

4 口輪筋上にない経穴はどれか．（はき 11）

1．巨髎　2．水溝　3．地倉　4．禾髎

5 三叉神経第３枝の支配領域にない経穴はどれか．（はき 13）

1．頬車　2．下関　3．禾髎　4．大迎

6 慢性副鼻腔炎に対する局所治療穴で適切なのはどれか．（はき 15）

1．和髎　2．瞳子髎　3．巨髎　4．素髎

7 三叉神経第２枝痛に対し，局所治療穴として適切なのはどれか．（あマ指 15）

1．四白　2．攢竹　3．大迎　4．翳風

[8] 奇穴とその主治で誤っている組合せはどれか.（はき 16）

1. 印堂 — 耳鳴り　2. 太陽 — 頭痛　3. 気海兪 — 便秘　4. 痞根 — 腰痛

[9] 次の文で示す患者について，顔面頬部痛に対する局所施術で対象となる経穴はどれか.
「42 歳の女性．左顔面頬部に針で刺されるような激痛が突然発症し，数分間，間欠的に激痛発作を繰り返した．発作時以外には痛みはない.」（あマ指 16）

1. 頭維　2. 四白　3. 大迎　4. 人迎

[10] 顎関節症の開口障害に対する局所治療穴として適切なのはどれか.（はき 18）

1. 瞳子髎　2. 聴宮　3. 浮白　4. 迎香

[11] 下顎神経の痛みに対し，罹患神経への局所治療穴で適切なのはどれか.（あマ指 18）

1. 大迎　2. 四白　3. 陽白　4. 攅竹

[12] 疲労時に下顎大臼歯が痛む患者に対して指頭圧迫を行う場合，最も適切な局所治療穴はどれか.（あマ指 20）

1. 四白　2. 迎香　3. 大迎　4. 下関

[13] 次の文で示す症例の罹患神経に対する施術で適切なのはどれか.
「43 歳の女性．一週間前から食事や歯みがきの際に右上唇から頬にかけて発作性の痛みが起こるようになった.」（あマ指 23）

1. 攅竹　2. 四白　3. 上関　4. 大迎

[14] 三叉神経第 3 枝の神経痛に持続圧迫法を行う際の治療穴で適切なのはどれか.（あマ指 24）

1. 陽白　2. 四白　3. 下関　4. 睛明

[15] 咬筋の過緊張による顎関節症に対する局所治療穴として最も適切なのはどれか.（はき 28）

1. 頬車　2. 上関　3. 地倉　4. 顴髎

解答

基礎問題：[1] 3　[2] 4　[3] 2　[4] 1　[5] 4　[6] 3　[7] 2

応用問題：[1] 1　[2] 3　[3] 2　[4] 1　[5] 3　[6] 3　[7] 1　[8] 1　[9] 2　[10] 2　[11] 1　[12] 3　[13] 2　[14] 3　[15] 1

23　前頸部，頸部

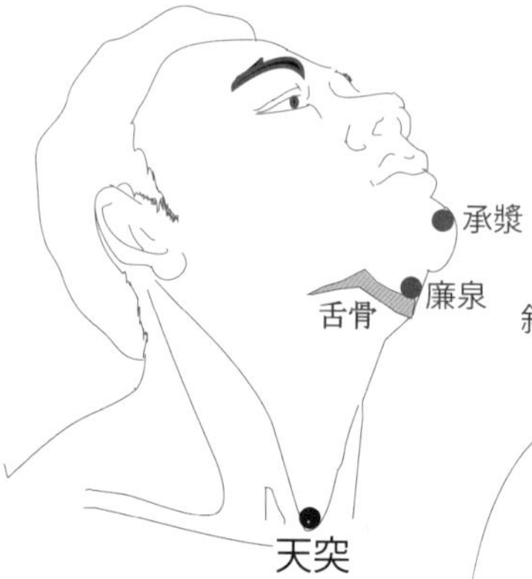

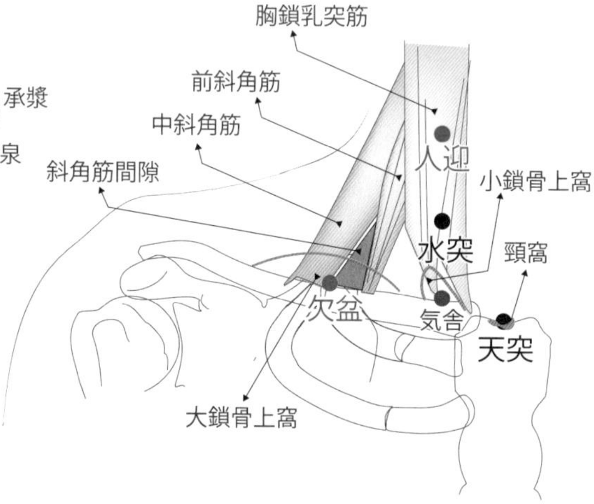

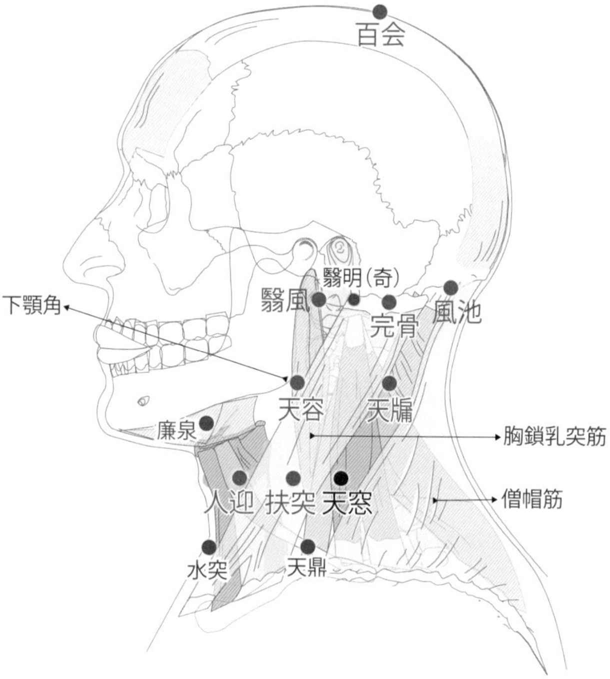

● :5 回以上出題
● :3 回以上出題
● : 関連経穴

穴埋め演習

概　要

頸部では僧帽筋が前頸部と後頸部を分ける境界になっているため，天柱は後頸部であるのに対し，風池は前頸部である．

取　穴

胆経の（　①　）は，胸鎖乳突筋と僧帽筋の起始部の間の陥凹部に取り，乳様突起の後下方，陥凹部に（　②　）を取る．（　①　）への刺鍼は，頭板状筋，頭半棘筋に入り，深刺すれば大後頭直筋に至る．大後頭直筋の深部には椎骨動脈がある．

（　②　）は，第2・第3頸神経前枝支配領域である耳の後ろから側頭部にかけて分布する頸神経叢の皮枝である小後頭神経が分布する部位に位置し，副神経・頸神経叢の筋枝が分布する胸鎖乳突筋を貫き，脊髄神経後枝が分布する頭板状筋に入る．さらに深刺すると頭最長筋に至り，その深部には後頭動脈が走行している．

耳垂後方，乳様突起下端前方（下顎枝との間）の陥凹部に三焦経の（　③　）を取り，その後方約1寸，乳様突起の下縁に奇穴の翳明を取る．（　③　）の浅層に耳下腺と大耳介神経があり，その下方に顔面神経が走行するため，顔面神経麻痺や顔面痙攣などの顔面筋への治療穴として用いたり，唾液，涙の分泌改善に用いる．また，風邪の侵入を防ぎ，耳鳴りなど耳の疾患に対する局所治療穴としても用いられる．なお，翳明は，老視，近視，耳下腺炎，耳鳴，眩暈，不眠症に用いるが，顔面神経麻痺の主治ではない．

その下方，下顎角の後方で胸鎖乳突筋の前方に小腸経の（　④　），胸鎖乳突筋の後方に三焦経の（　⑤　）が並ぶ．

前正中線上，頸部を軽く後屈して舌骨を触れ，その上際陥凹中に任脈の廉泉を取る．その下方，甲状軟骨上縁の高さで胸鎖乳突筋の前縁，総頸動脈拍動部上に胃経の（　⑥　），中央に大腸経の（　⑦　），後縁に小腸経の（　⑧　）が並ぶ．

その下方，輪状軟骨と同じ高さ，胸鎖乳突筋の前縁に胃経の（　⑨　），胸鎖乳突筋の後縁に大腸経の（　⑩　）が並ぶ．

さらにその下方，前正中線上，頸窩（胸骨上窩）の中央，最もくぼんだところに任脈の（　⑪　），小鎖骨上窩で鎖骨内端の上部で，胸鎖乳突筋の二頭間に胃経の気舎，大鎖骨上窩，前正中線の外方4寸の乳頭線上で鎖骨の上方陥凹中に（　⑫　）を取る．

なお，（　⑫　）の深部は，斜角筋隙を構成する前斜角筋と中斜角筋の間の部位にあたり，モーレイテストやアドソンテストで陽性所見がみられる胸郭出口症候群の一つである斜角筋症候群の施術に用いられる．また，（　⑫　）は肺尖部に近いため，刺鍼の際は気胸を起こさないように注意を要する．（　⑪　）の皮膚には頸神経叢の皮枝である頸横神経が分布し，その深部には頸神経ワナの筋枝が分布する胸骨舌骨筋に達する．

解答　①風池　②完骨　③翳風　④天容　⑤天牖　⑥人迎　⑦扶突　⑧天窓　⑨水突　⑩天鼎　⑪天突　⑫欠盆

基礎問題

1 総頸動脈拍動部にある経穴はどれか.（あマ指 6）

1．天柱　2．風池　3．欠盆　4．人迎

2 経脈と所属経穴との組合せで誤っているのはどれか.（あマ指 11）

1．膀胱経 — 風池　2．督脈 — 大椎　3．小腸経 — 臑兪　4．胆経 — 陽陵泉

3 乳頭線上にある経穴はどれか.（あマ指 14）

1．欠盆　2．中府　3．巨闕　4．梁門

4 取穴法で舌骨を指標とする経穴はどれか.（はき 20）

1．水突　2．天窓　3．人迎　4．廉泉

5 胸鎖乳突筋の前縁と後縁の間に取る経穴はどれか.（はき 20）

1．天容　2．扶突　3．天牖　4．人迎

6 経穴と神経との組合せで正しいのはどれか.（あマ指 20）

1．次膠 — 陰部神経　2．完骨 — 小後頭神経
3．天膠 — 腋窩神経　4．豊隆 — 脛骨神経

7 胸鎖乳突筋の後縁で輪状軟骨の高さにある経穴はどれか.（はき 21）

1．天鼎　2．扶突　3．水突　4．人迎

8 経穴とその部位を支配している神経の組合せで正しいのはどれか.（はき 26）

1．天牖 — 大後頭神経　2．天窓 — 大耳介神経
3．天突 — 頸横神経　4．欠盆 — 鎖骨下神経

9 深刺すると椎骨動脈を損傷するリスクが最も高い経穴はどれか.（はき 28）

1．風府　2．風池　3．秉風　4．翳風

応用問題

1 末梢性顔面神経麻痺に対し，罹患神経への局所治療穴として適切なのはどれか.（はき 10）

1．玉枕　2．風池　3．完骨　4．翳風

2 顔面麻痺に対し，罹患神経が頭蓋骨から出る部位への施術で適切な経穴はどれか.
（あマ指 13）

1．承泣　2．翳風　3．陽白　4．睛明

3 肩こりで僧帽筋を施術対象とする場合，局所治療穴として適切でないのはどれか.
（あマ指 14）

1．天髎　2．天柱　3．巨骨　4．完骨

[4] 次の文で示す患者で障害されている神経への局所治療穴で適切なのはどれか．
「60 歳の女性．左口角が下がり，鼻唇溝が浅い．口笛が吹けない．」(あマ指 15)

1．百会　2．天柱　3．翳風　4．風池

[5] 僧帽筋上部線維の緊張緩和を目的として鍼通電療法を行う場合，刺鍼部位の組合せで最も適切なのはどれか．(はき 16)

1．肩井 — 天柱　2．秉風 — 風池　3．天宗 — 心兪　4．肩髃 — 臑兪

[6] 次の文で示す患者について，罹患部への局所治療穴として適切なのはどれか．
「55 歳の男性．3 か月前より右耳の後ろから側頭部にかけてピリッとした電撃様の痛みが起こる．めまい，嘔気はない．」(はき 17)

1．完骨　2．天柱　3．下脘　4．百会

[7] 耳鳴りに対する局所治療穴として適切なのはどれか．(あマ指 17)

1．天枢　2．郄門　3．膏肓　4．翳風

[8] 「49 歳の男性．左耳痛で始まり，その後に外耳道，耳介周辺に水疱がみられ，同側の顔面が麻痺した．」
顔面筋を広範囲に刺激するのに最も適切な経穴はどれか．(はき 18)

1．天牖　2．風池　3．翳風　4．完骨

[9] 取穴法で正しい記述はどれか．(はき 18)

1．水分は神闕の上方 2 寸に取る．
2．商曲は肓兪の上方 1 寸に取る．
3．欠盆は鎖骨上際陥凹部，乳頭線上に取る．
4．胸郷は紫宮の外方 6 寸，第 2 肋間に取る．

[10] 「53 歳の女性．クッキーを食べたとき唾液の分泌が悪いのに気付いた．最近は涙の分泌も悪く眼球乾燥もある．シルマー試験は陽性で，免疫血清検査の抗 Ro/SS-A 抗体，抗 La/SS-B 抗体も陽性であった．」
唾液，涙の分泌改善を目的に支配神経の近傍に刺鍼を行う場合，適切な経穴はどれか．
(はき 21)

1．天柱　2．翳風　3．風池　4．秉風

[11] 翳風穴が局所治療穴として最も適切なのはどれか．(あマ指 22)

1．耳鳴り　2．眼精疲労　3．片頭痛　4．鼻閉

[12] 第 2・第 3 頸神経前枝に支配される領域の神経痛に対する局所治療穴として最も適切なのはどれか．(あマ指 26)

1．百会　2．頭維　3．完骨　4．天柱

[13] 目の疲労に対する頭板状筋への局所施術として最も適切な経穴はどれか．(あマ指 28)

1．頭維　2．風池　3．肩井　4．肩外兪

解答

基礎問題：[1] 4　[2] 1　[3] 1　[4] 4　[5] 2　[6] 2　[7] 1　[8] 3　[9] 1

応用問題：[1] 4　[2] 2　[3] 4　[4] 3　[5] 1　[6] 1　[7] 4　[8] 3　[9] 3　[10] 2　[11] 1　[12] 3　[13] 2

24　後頭部

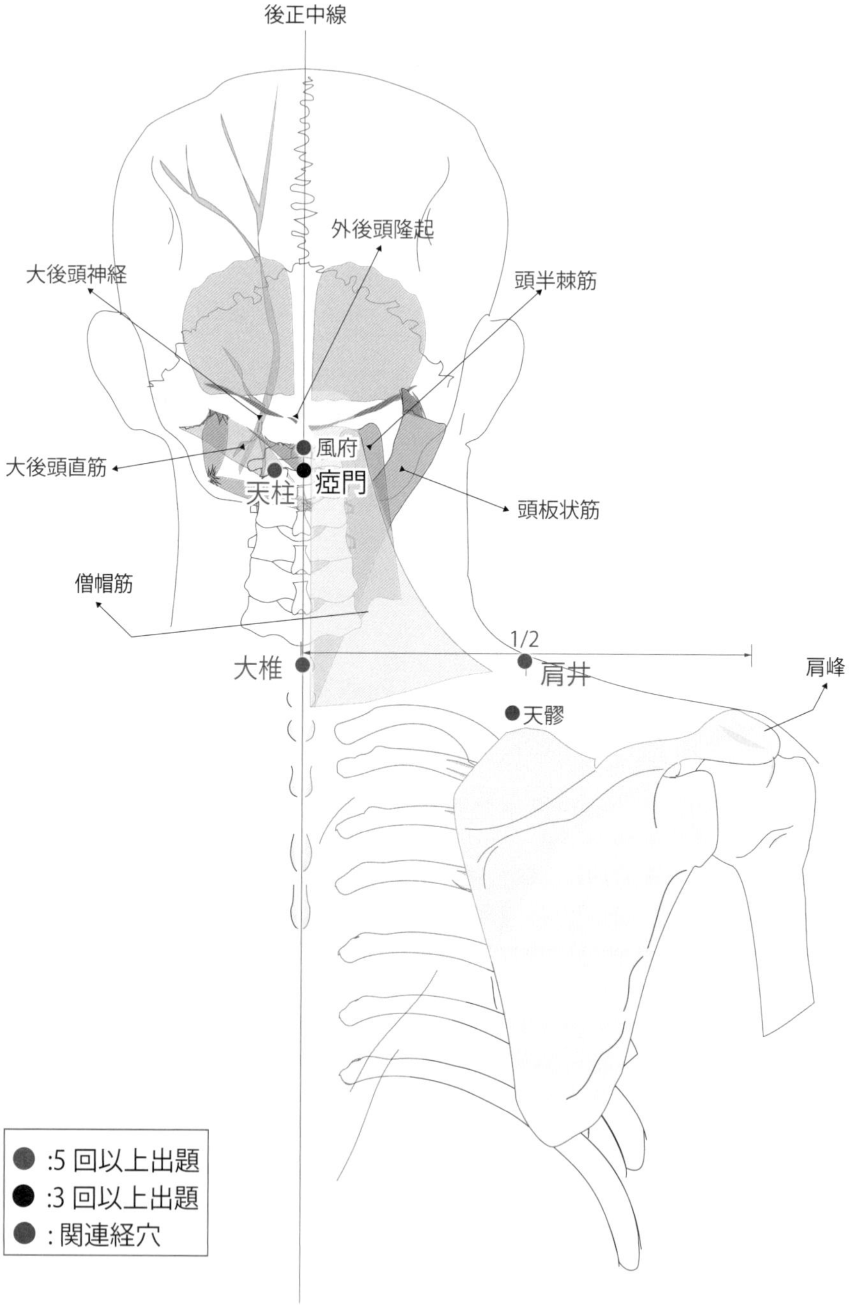
後正中線
外後頭隆起
大後頭神経
頭半棘筋
風府
大後頭直筋
天柱
瘂門
頭板状筋
僧帽筋
1/2
大椎
肩井
肩峰
天髎
:5 回以上出題
:3 回以上出題
: 関連経穴

後面

穴埋め演習

概　要

頸部では僧帽筋が前頸部と後頸部を分ける境界になっているため，天柱は後頸部であるのに対し，風池は前頸部である．

取　穴

1. 頸部を軽く後屈させて僧帽筋の緊張を緩め，後髪際中央から後頭骨に向かって撫で上げたとき，指が止まるところ（外後頭隆起の直下，左右の僧帽筋間の陥凹部）に督脈の風府を取る．その下方，項窩（第 2 頸椎棘突起上方の陥凹部）のほぼ中央で後髪際の上方，風府の下方 0.5 寸に（　①　）を取る．その外方で，第 2 頸椎棘突起上縁と同じ高さ，（　②　）筋膨隆部の外縁に膀胱経の（　③　）を取る．（　③　）への鍼は，（　④　）筋，頭板状筋を貫き，（　②　）筋中に入る．深刺すれば大後頭直筋に達し，（　②　）筋と大後頭直筋の間には（　⑤　）神経が走行している．なお，WHO/WPRO によると，（　②　）筋の上に触知できないほど薄く覆っている（　④　）筋の外縁の陥凹部となっているので，注意を要する．
2. 風府の下方，後正中線上，第 7 頸椎棘突起下方の陥凹部に督脈の（　⑥　）を取る．なお，第 7 頸椎棘突起は，頸部を軽く前屈し頭部を回旋させると最も下方で回旋を触れることができる最も突出した突起にあたる．
3. 第 7 頸椎棘突起と肩峰外縁を結ぶ線上の中点に（　⑦　）を取る．体表に垂直に刺入された（　⑦　）への鍼は，副神経が分布する僧帽筋上部線維を貫く．さらにその内方深部には肺尖があるので，深刺を禁ずる．（　⑦　）の下方には天髎（肩甲部・三焦経）が位置している．

解答　①**瘂門**　②頭半棘　③**天柱**　④僧帽　⑤大後頭　⑥**大椎**　⑦**肩井**

基礎問題

[1] 督脈に属する経穴はどれか.（あマ指 2）

1. 大椎　2. 天枢　3. 膻中　4. 中脘

[2] 第 7 頸椎棘突起の直下にある経穴はどれか.（あマ指 6）

1. 大椎　2. 身柱　3. 肺兪　4. 膈兪

[3] 胆経に属する経穴はどれか.（あマ指 9）

1. 人迎　2. 肩井　3. 天宗　4. 血海

[4] 経穴と筋との組合せで正しいのはどれか.（はき 19）

1. 築賓 — 前脛骨筋　2. 四白 — 前頭筋　3. 天柱 — 頭半棘筋　4. 神門 — 尺側手根伸筋

応用問題

[1] 僧帽筋上部線維にあるこりに対して用いる経穴はどれか.（あマ指 6）

1. 膏肓　2. 天宗　3. 天柱　4. 身柱

[2] 肩こりの施術対象になる筋と局所治療穴との組合せで正しいのはどれか.（あマ指 10）

1. 僧帽筋 — 肩井　2. 肩甲挙筋 — 風池　3. 棘下筋 — 膏肓　4. 棘上筋 — 心兪

[3] 神経麻痺と罹患局所への治療穴との組合せで適切なのはどれか.（はき 11）

1. 副神経麻痺 — 肩井　2. 腋窩神経麻痺 — 侠白
3. 尺骨神経麻痺 — 下廉　4. 橈骨神経麻痺 — 霊道

[4] 大後頭神経痛に対し，罹患神経への局所治療穴として適切なのはどれか.（あマ指 11）

1. 頭維　2. 天柱　3. 完骨　4. 翳風

[5] 次の文で示す患者について，「深く刺しすぎると呼吸困難を引き起こす」と指摘されている経穴はどれか.
「35 歳の男性．肩痛に対する鍼治療を受けた後から咳，胸痛，呼吸困難，冷汗が出現した．音声振盪が減弱している.」（はき 17）

1. 巨骨　2. 天宗　3. 肩井　4. 肩髃

[6] 大後頭神経痛の局所治療穴として適切なのはどれか.（あマ指 20　類似：はき 23）

1. 完骨　2. 頭維　3. 翳風　4. 天柱

解答

基礎問題：[1] 1　[2] 1　[3] 2　[4] 3
応用問題：[1] 3　[2] 1　[3] 1　[4] 2　[5] 3　[6] 4

ポイント 紛らわしい経穴一覧，同音異穴など

同経・同字・異穴（2組）について

同じ経脈，同じ字，異なる経穴をさす.

頭竅陰（**足少陽胆経**）と足竅陰（**足少陽胆経**）

頭臨泣（**足少陽胆経**）と足臨泣（**足少陽胆経**）

異経・同字・異穴（2組）について

異なる経脈，同じ字，異なる経穴をさす.

手五里（**手陽明大腸経**）と足五里（**足厥陰肝経**）

手三里（**手陽明大腸経**）と足三里（**足陽明胃経**）

足通谷（**足太陽膀胱経**）と腹通谷（**足少陰腎経**）

腰陽関（**督脈**）と膝陽関（**足少陽胆経**）

同音・異字・異穴（17組）について

同じ読み方，異なる字，異なる経穴をさす.

少海（**手少陰心経**）と小海（**手太陽小腸経**）と照海（**足少陰腎経**）

承漿（**任脈**）と少商（**手太陰肺経**）と少衝（**手少陰心経**）

箕門（**足太陰脾経**）と期門（**足厥陰肝経**）

極泉（**手少陰心経**）と曲泉（**足厥陰肝経**）

下脘（**任脈**）と下関（**足陽明胃経**）

建里（**任脈**）と懸釐（**足少陽胆経**）

顴髎（**手太陽小腸経**）と肩髎（**手少陽三焦経**）

上脘（**任脈**）と上関（**足少陽胆経**）

承泣（**足陽明胃経**）と商丘（**足太陰脾経**）

少府（**手少陰心経**）と承扶（**足太陽膀胱経**）

衝門（**足太陰脾経**）と章門（**足厥陰肝経**）

商陽（**手陽明大腸経**）と衝陽（**足陽明胃経**）

神道（**督脈**）と神堂（**足太陽膀胱経**）

肘髎（**手陽明大腸経**）と中髎（**足太陽膀胱経**）

天宗（**手太陽小腸経**）と天窓（**手太陽小腸経**）

不容（**足陽明胃経**）と跗陽（**足太陽膀胱経**）

陽綱（**足太陽膀胱経**）と陽交（**足少陽胆経**）

25 その他

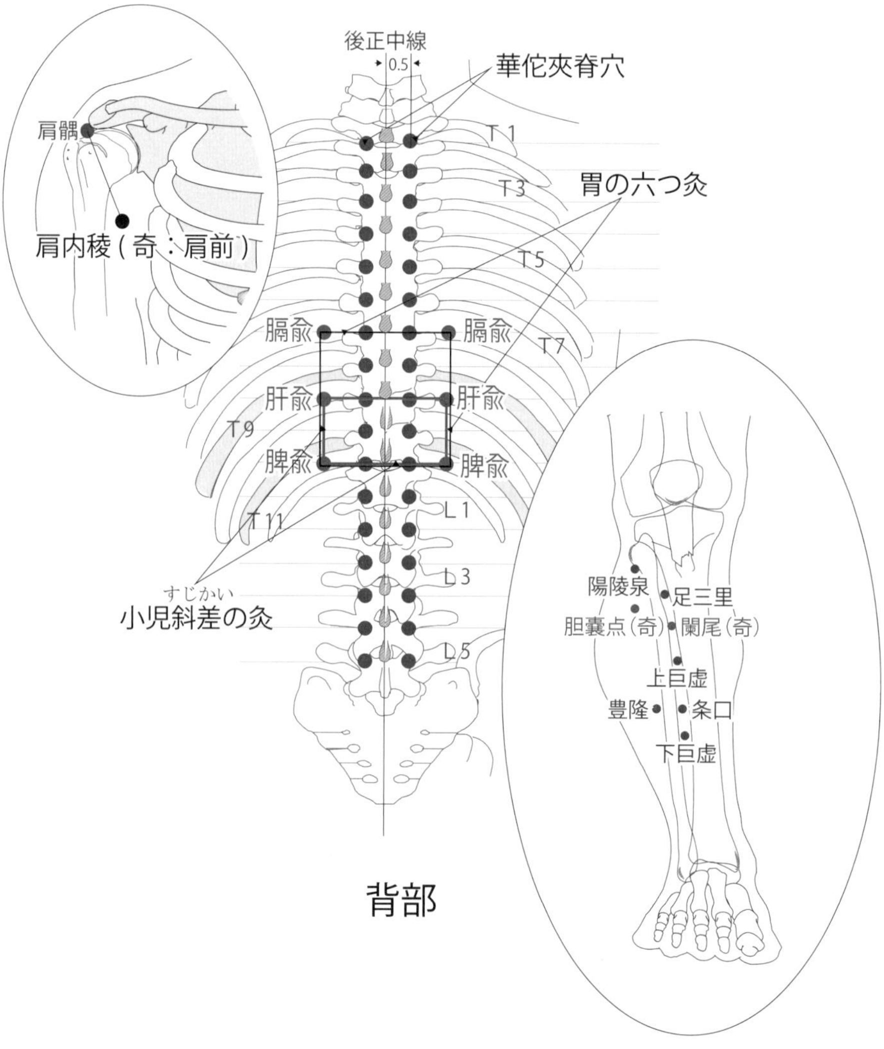

● :5 回以上出題
● :3 回以上出題
● : 関連経穴

中風七穴

説 1 ：百会，曲鬢，肩井，風市，足三里，懸鍾，曲池の 7 穴

説 2 ：百会，風池，大椎，肩井，間使，曲池，足三里の 7 穴

脚気八処の穴

風市，伏兎，外膝眼，犢鼻，足三里，上巨虚，下巨虚，懸鍾

穴埋め演習

概　要

夾脊（別名：華佗夾脊）は，背部，第１胸椎棘突起から第５腰椎棘突起までで，それぞれの棘突起下縁と同じ高さで，後正中線の両外方 0.5 寸に取り，左右各 17 穴，計 34 穴あり，胸腹部の慢性疾患（特に肺結核）の治療に用いられる．

呼吸器疾患（特に肺結核，喘息）や心臓疾患に用いられる四華は，種々の説があり，菱形花ともいう．

同じく，呼吸器疾患や心臓疾患に用いられる患門は２穴，上記の四華は４穴取る．

六つ灸（別名：六華の灸，胃の六つ灸）は，（　①　）・（　②　）・（　③　）の左右で計６穴を取り，胃疾患に用いられる．

小児斜差の灸（別名：小児すじかい灸，小児すじちがいの灸，小児しゃさの灸）とは，脊柱を越えて斜め（男児は左の（　②　）と右の（　③　），女児は右の（　②　）と左の（　③　））に取る小児疾患（特に疳の虫）に有効な施灸点という意味で，２～３歳の小児常用の灸穴として有名である．

中風七穴は，中風の予防や治療に用いられ，(1)（　④　）・**曲鬢**・**肩井**・（　⑤　）・**風市**・（　⑥　）・**懸鍾**（別名：絶骨）の７穴，(2)（　④　）・**風池**・**肩井**・**大椎**・（　⑤　）・**間使**・（　⑥　）の７穴，の２説ある．

脚気に用いられていた脚気八処の穴は，（　⑦　）・**伏兎**・（　⑧　）・（　⑨　）・（　⑥　）・**上巨虚**・**下巨虚**・**懸鍾**（別名：絶骨）の８穴である．

なお，以前の犢鼻の部位は膝蓋靱帯中に取る，となっていたが，現在は膝蓋靱帯外方の陥凹部と外膝眼と同一になっているので注意を要する．

肩内稜（別名：肩前）は，上肢を下垂し，腋窩横紋前端と肩髃（大腸経）との中点に取り，肩関節周囲炎などに用いる．

（　⑩　）は，胆経の（　⑪　）の下約１寸に取り，胆のう炎や胆石症などに用いる．

（　⑫　）は，胃経の（　⑥　）の下約２寸に取り，急性虫垂炎に用いる．

解答　①膈兪　②肝兪　③脾兪　④百会　⑤曲池　⑥足三里　⑦風市　⑧犢鼻　⑨外膝眼　⑩胆嚢点　⑪陽陵泉　⑫闌尾

応用問題

1 小児斜差の灸に用いる経穴はどれか．(はき 10)

1．肺兪　2．膈兪　3．肝兪　4．腎兪

2 中風七穴でないのはどれか．(はき 11)

1．伏兎　2．曲池　3．足三里　4．百会

3 経穴について誤っている記述はどれか．(はき 16)

1．風市は脚気八処の一つである．　2．足三里は中風七穴の一つである．

3．胃兪は胃の六ツ灸の一つである．　4．肝兪は小児斜差の灸の一つである．

4 脚気八処の穴のうち一側の膝関節部にある経穴はいくつあるか．(はき 19)

1．1穴　2．2穴　3．3穴　4．4穴

5 中風七穴と脚気八処の穴に共通する経穴はどれか．(はき 3　類似：はき 20)

1．百会　2．肩井　3．足三里　4．伏兎

解答

応用問題：1 3　2 1　3 3　4 2　5 3

経絡・経穴の現代的研究

皮下組織をつまみ上げて軽く圧迫すると，その部位にピリピリした異常な知覚が過敏に発生する反応点（経穴現象）のことを「**撮診点**」といい，成田夬助（かいすけ）が提唱した．(はき 27)

中谷義雄が提唱した「**良導点**」は，皮膚通電抵抗が低下する現象が交感神経を介した反応により出現するもので，経絡経穴の現代科学的な解釈として用いられているが，客観的証明には至っていない．(あマ指 27)

発展問題（第 20 回以降）

1. 経絡の意義　A. 正経十二経脈

所属経脈が表裏関係にあるのはどれか．（はき 22）

1．手三里と足三里　2．足通谷と腹通谷　3．頭臨泣と足臨泣　4．腰陽関と膝陽関

“手三里（手の陽明大腸経）と足三里（足の陽明胃経），足通谷（足の太陽膀胱経）と腹通谷（足の少陰腎経），頭臨泣（足の少陽胆経）と足臨泣（足の少陽胆経），腰陽関（督脈）と膝陽関（足の少陽胆経）．大腸経は肺経，胃経は脾経，膀胱経は腎経，胆経は肝経とそれぞれ表裏関係にある．”

〈解答：2〉

胆を絡う経脈の原穴はどれか．（あマ指 25）

1．丘墟　2．京骨　3．太渓　4．太衝

“胆を絡う経脈は肝．丘墟は胆の原穴，京骨は膀胱の原穴，太渓は腎の原穴，太衝は肝の原穴．”

〈解答：4〉

内眼角で接続する経脈の井穴の組合せで正しいのはどれか．（はき 25）

1．隠白 — 少衝　2．商陽 — 厲兌　3．関衝 — 足竅陰　4．少沢 — 至陰

“内眼角で接続する経脈は，手の太陽小腸経と足の太陽膀胱経である．隠白（足の太陰脾経）—少衝（手の少陰心経），商陽（手の陽明大腸経）—厲兌（足の陽明胃経），関衝（手の少陽三焦経）—足竅陰（足の少陽胆経），少沢（手の太陽小腸経）—至陰（足の太陽膀胱経）．”

〈解答：4〉

1. 経絡の意義　B. 奇経八脈

奇経に所属するのはどれか．（あマ指 22）

1．身柱　2．秩辺　3．消濼　4．蠡溝

“身柱は督脈，秩辺は足太陽膀胱経，消濼は手少陽三焦経，蠡溝は足厥陰肝経．”

〈解答：1〉

2. 経穴の意義と概要　B. 取穴法

骨度が最も短いのはどれか．（はき 22）

1．大陵から間使　2．建里から腹哀　3．外果尖から懸鍾　4．前髪際から承光

“大陵から間使は 3 寸，建里から腹哀は 4 寸，外果尖から懸鍾は 3 寸，前髪際から承光は 2.5 寸．”

〈解答：4〉

肩関節を 90 度外転したとき，天井から臑会の長さはどれか．（はき 23）

1．5 寸　2．6 寸　3．7 寸　4．8 寸

“肩関節を 90 度外転したとき，肘頭から肩峰角を 10 寸とする．天井は，肘後面，肘頭の上方 1 寸，陥凹部に取り，臑会は，上腕後面，三角筋の後下縁，肩峰角の下方 3 寸に取る．”

〈解答：2〉

少海から神門までと同じ骨度はどれか．（はき 24）

1．脛骨内側顆下縁から内果尖　2．胸骨体下端から恥骨結合上縁
3．足指尖から踵　4．足三里から解渓

“少海から神門までは 12 寸，脛骨内側顆下縁から内果尖までは 13 寸，胸骨体下端から恥骨結合上縁までは 13 寸，足指尖から踵までは 12 寸，足三里から解渓までは 13 寸である．”

〈解答：3〉

骨度で大腸経の郄穴から臂臑までと同じなのはどれか．（はき 25）

1．陽維脈の郄穴から中瀆　2．膀胱経の合土穴から承扶
3．胃経の郄穴から気衝　4．陽蹻脈の郄穴から委陽

“大腸経の郄穴は温溜で，臂臑までは 14 寸（温溜〜曲池：7 寸，曲池〜臂臑：7 寸）．陽維脈の郄穴は陽交で，中瀆までは 16 寸（陽交〜膝窩：9 寸，膝窩〜中瀆：7 寸）．膀胱経の合土穴は委中で，承扶までは 14 寸．胃経の郄穴は梁丘で，気衝までは 16 寸（恥骨結合上縁と膝蓋骨上縁：18 寸）．陽蹻脈の郄穴は跗陽（崑崙の上方 3 寸）で，委陽までは 13 寸（膝窩中央から外果尖までは 16 寸）．”

〈解答：2〉

骨度で犢鼻から下巨虚までと同じなのはどれか．（はき 25）

1．前髪際中点から後髪際中点　2．胸骨体下端から臍中央
3．腋窩横紋前端から肘窩　4．中指尖から手関節横紋

“犢鼻から下巨虚までは 9 寸．前髪際中点から後髪際中点までは 12 寸．胸骨体下端から臍中央までは 8 寸．腋窩横紋前端から肘窩までは 9 寸．中指尖から手関節横紋までは 8.5 寸．”

〈解答：3〉

骨度で最も長いのはどれか.（はき 28）

1. 委中から承山　2. 曲泉から中都　3. 陰谷から復溜　4. 陰陵泉から三陰交

“委中から承山は 8 寸，曲泉から中都は 8 寸，陰谷から復溜は 13 寸，陰陵泉から三陰交は 10 寸.”

〈解答：3〉

3. 所属経穴を持つ奇経　B. 督脈

命門より下方に取穴するのはどれか.（あマ指 20）

1. 膀胱兪　2. 脾兪　3. 三焦兪　4. 肝兪

“命門は第 2 腰椎棘突起下縁に取る．膀胱兪は，仙骨部，第 2 後仙骨孔と同じ高さ，正中仙骨稜の外方 1.5 寸．脾兪は，上背部，第 11 胸椎棘突起下縁と同じ高さ，後正中線の外方 1.5 寸．三焦兪は，第 1 腰椎棘突起下縁と同じ高さ，後正中線の外方 1.5 寸．肝兪は，第 9 胸椎棘突起下縁と同じ高さ，後正中線の外方 1.5 寸に取る.”

〈解答：1〉

4. 正経十二経脈　B. 手の陽明大腸経

手関節から最も遠い部位にあるのはどれか.（あマ指 22）

1. 外関　2. 列欠　3. 通里　4. 偏歴

“外関は前腕後面，橈骨と尺骨の骨間の中点，手関節背側横紋の上方 2 寸に位置する．列欠は前腕橈側，長母指外転筋腱と短母指伸筋腱の間，手関節掌側横紋の上方 1.5 寸に位置する．通里は前腕前内側，尺側手根屈筋腱の橈側縁，手関節掌側横紋の上方 1 寸に位置する．偏歴は前腕後外側，陽渓と曲池を結ぶ線上，手関節背側横紋の上方 3 寸に位置する.”

〈解答：4〉

4. 正経十二経脈　C. 足の陽明胃経

経穴間が最も短いのはどれか.（はき 21）

1. 石関と腹哀　2. 懸枢と痞根　3. 外丘と懸鍾　4. 気衝と足五里

“石関（神闕の上方 3 寸，外方 0.5 寸）と腹哀（神闕の上方 3 寸，外方 4 寸）との経穴間は 3.5 寸，懸枢（第 1 腰椎棘突起下縁）と痞根（第 1 腰椎棘突起下縁，外方 3.5 寸）との経穴間は 3.5 寸，外丘（外果尖の上方 7 寸）と懸鍾（外果尖の上方 3 寸）との経穴間は 4 寸，気衝（神闕の下方 5 寸，外方 2 寸）と足五里（気衝の下方 3 寸）との経穴間は 3 寸である.”

〈解答：4〉

気衝との位置関係で正しいのはどれか.（はき 24）

1. 下方 3 寸に足五里がある.　2. 上方 1 寸に水道がある.
3. 外方 2 寸に衝門がある.　4. 内方 5 分に急脈がある.

“足五里は気衝の下方 3 寸．水道は臍中央の下方 3 寸，外方 2 寸．衝門は臍中央の下方 5 寸の高さ，鼠径溝．急脈は臍中央の下方 5 寸，外方 2.5 寸.”

〈解答：1〉

4. 正経十二経脈　D. 足の太陰脾経

部位と経穴の組合せで正しいのはどれか．（はき 26）

1. 大腿二頭筋と半腱様筋の間―膝陽関
2. 外側広筋と大腿直筋腱の間―血海
3. 薄筋と縫工筋の間―足五里
4. 縫工筋と長内転筋の間―箕門

"膝陽関は大腿二頭筋腱と腸脛靱帯の間の陥凹部，血海は内側広筋隆起部，足五里は大腿部内側で気衝の下方 3 寸の動脈拍動部，箕門は恥骨筋や長内転筋上にある縫工筋と長内転筋の間．"

〈解答：4〉

4. 正経十二経脈　G. 足の太陽膀胱経

経穴で同じ高さに並ぶのはどれか．（はき 22）

1. 眉衝と本神　2. 脳戸と絡却　3. 水突と扶突　4. 風門と陶道

"眉衝（前髪際後方 0.5 寸）と本神（前髪際後方 0.5 寸），脳戸（外後頭隆起上方）と絡却（前髪際後方 5.5 寸），水突（輪状軟骨）と扶突（甲状軟骨），風門（Th2 下方）と陶道（Th1 下方）"

〈解答：1〉

足の太陽膀胱経 経穴部位で誤っているのはどれか．（はき 22）

1. 和髎は頬骨弓後端の上縁にある．
2. 肘髎は上腕骨外側上顆上際の前縁にある．
3. 次髎は仙骨部で上後腸骨棘の頂点の高さにある．
4. 肩髎は肩峰角と上腕骨大結節の間にある．

"次髎は上後腸骨棘下縁の高さで，上後腸骨棘と正中仙骨稜とのほぼ中央に取る．"

〈解答：3〉

4. 正経十二経脈　H. 足の少陰腎経

取穴法で正しいのはどれか．（はき 26）

1. 丘墟は，長指伸筋腱内側の陥凹部，外果尖の前下方に取る．
2. 太衝は，第 1・第 2 中足骨間，中足骨底接合部近位の陥凹部に取る．
3. 水泉は，太渓の下 1 寸，踵骨隆起前方の陥凹部に取る．
4. 申脈は，外果尖の直下，外果下縁と距骨の間の陥凹部に取る．

"丘墟は，長指伸筋腱外側の陥凹部に取る．太衝は，中足骨底接合部遠位の陥凹部に取る．水泉は，太渓の下 1 寸，踵骨隆起前方の陥凹部に取る．申脈は，外果下縁と踵骨の間の陥凹部に取る．"

〈解答：3〉

4. 正経十二経脈　L. 足の厥陰肝経

取穴部位が大腿三角の領域にない経穴はどれか．（はき 20）

1．足五里　2．陰廉　3．衝門　4．陰包

“大腿三角は，縫工筋，長内転筋，鼠径靱帯で構成される．足五里は，大腿部内側，気衝の下方 3 寸，動脈拍動部に取る．陰廉は，大腿部内側，気衝の下方 2 寸に取る．衝門は，鼠径部，鼠径溝，大腿動脈拍動部の外方（臍中央の下方 5 寸の高さ）に取る．陰包は，大腿部内側，薄筋と縫工筋の間，膝蓋骨底の上方 4 寸に取る．”

〈解答：4〉

5. 経穴の応用　A. 要穴

自経にある募穴はどれか．（はき 21）

1．期門　2．巨闕　3．天枢　4．章門

“期門（肝経）は肝の募穴，巨闕（任脈）は心の募穴，天枢（胃経）は大腸の募穴，章門（肝経）は脾の募穴．”

〈解答：1〉

募合配穴で天枢と併せて用いるのはどれか．（はき 21）

1．足三里　2．上巨虚　3．下巨虚　4．陽陵泉

“天枢（上腹部，臍中央の外方 2 寸）は「大腸の募穴」である．足三里は，胃の下合穴，上巨虚は大腸の下合穴，下巨虚は小腸の下合穴，陽陵泉は胆の下合穴である．”

〈解答：2〉

手関節背側横紋からの距離が小腸経の絡穴と同じ分寸にあるのはどれか．（あマ指 22）

1．孔最　2．温溜　3．通里　4．外関

“小腸経の絡穴は支正で，手関節背側横紋からの分寸は 5 寸である．孔最（肺経の合水穴）は手関節掌側横紋の上方 7 寸，温溜（大腸経の郄穴）は手関節背側横紋の上方 5 寸，通里（心経の絡穴）は手関節掌側横紋の上方 1.5 寸，外関（三焦経の絡穴，八脈交会穴）は手関節背側横紋の上方 2 寸である．”

〈解答：2〉

心の募穴と並ぶ経穴はどれか．（あマ指 23）

1．大巨　2．不容　3．乳根　4．梁門

“心の募穴は巨闕で，前正中線上，臍中央の上方 6 寸に取る．同じ高さで前正中線の外方 0.5 寸に幽門，外方 2 寸に不容，外方 4 寸に期門（第 6 肋間），中腋窩線上に大包（第 6 肋間）を取る．なお，大巨は，下腹部，臍中央の下方 2 寸，前正中線の外方 2 寸に取る．乳根は．第 5 肋間と同じ高さ，前正中線の外方 4 寸に取る．梁門は，上腹部，臍中央の上方 4 寸，前正中線の外方 2 寸に取る．”

〈解答：2〉

五要穴で慢性症状に用いるのはどれか．（あマ指 28）

1．飛揚　2．地機　3．小海　4．孔最

“五要穴で慢性症状と関係するのは絡穴である．飛揚は膀胱経の絡穴，地機は脾経の郄穴，小海は小腸経の合土穴，孔最は肺経の郄穴．”

〈解答：1〉

八会穴と下合穴の両方に属する経穴はどれか．（はき 23）

1．陽陵泉　2．懸鍾　3．足三里　4．下巨虚

“陽陵泉は，胆経の合土穴，八会穴の筋会，胆の下合穴である．懸鍾は，八会穴の髄会．足三里は，胃経の合土穴，四総穴：腰背，胃の下合穴．下巨虚は，小腸の下合穴．”

〈解答：1〉

同一経脈の原穴と絡穴の組合せで正しいのはどれか．（あマ指 24）

1．丘墟 — 風市　2．太白 — 地機　3．京骨 — 承筋　4．太衝 — 蠡溝

“胆経の原穴は「丘墟」，絡穴は「光明」．脾経の原穴は「太白」，絡穴は「公孫」．膀胱経の原穴は「京骨」，絡穴は「飛陽」．肝経の原穴は「太衝」，絡穴は「蠡溝」．”

〈解答：4〉

募穴との位置関係で最も適切なのはどれか．（あマ指 24）

1．肝の募穴の下方に乳根がある．
2．胆の募穴の下方に不容がある．
3．大腸の募穴の内方に大横がある．
4．腎の募穴の内方に志室がある．

“肝の募穴は期門で前胸部，第 6 肋間，前正中線の外方 4 寸に位置する．また，乳根は前胸部，第 5 肋間と同じ高さ，前正中線の外方 4 寸に位置する．胆の募穴は日月で前胸部，第 7 肋間，前正中線の外方 4 寸に位置する．また，不容は上腹部，臍中央の上方 6 寸，前正中線の外方 2 寸に位置する．大腸の募穴は天枢で上腹部，臍中央の外方 2 寸に位置する．また，大横は上腹部，臍中央の外方 4 寸に位置する．腎の募穴は京門で側腹部，第 12 肋骨端下縁に位置する．また，志室は腰部，第 2 腰椎棘突起下縁と同じ高さ，後正中線の外方 3 寸に位置する．”

〈解答：4〉

募穴と臓腑の生理機能の組合せで正しいのはどれか．（あマ指 25）

1．期門 — 昇清を主る　2．章門 — 運化を主る
3．中府 — 疏泄を主る　4．膻中 — 宣発を主る

“期門は肝の募穴，章門は脾の募穴，中府は肺の募穴，膻中は心包の募穴．
昇清を主るのは脾の生理特性，運化を主るのは脾の生理，疏泄を主るのは肝の生理，宣発を主るのは肺の生理．”

〈解答：2〉

同じ臓腑に属する経脈と募穴の組合せで正しいのはどれか．（あマ指 26）

1．足の厥陰経 — 期門　　2．足の太陰経 — 京門
3．足の少陰経 — 章門　　4．足の太陽経 — 中脘

“足の厥陰経は肝経で，期門は肝経に属し，肝の募穴．足の太陰経は脾経で，京門は胆経に属し，腎の募穴．足の少陰経は腎経で，章門は肝経に属し，肝の募穴．足の太陽経は膀胱経で，中脘は任脈に属し，胃の募穴．”
〈解答：1〉

5. 経穴の応用　B. 組合せ穴

中風七穴と脚気八処の穴に共通する経穴はどれか．（はき 20）

1．百会　2．曲池　3．足三里　4．上巨虚

“中風七穴の第 1 説は「百会，曲鬢，肩井，曲池，風市，足三里，懸鍾（絶骨）」，第 2 説は「百会，風池，肩井，大椎，曲池，間使，足三里」で，脚気八処は「風市，伏兎，外膝眼，犢鼻，足三里，上巨虚，下巨虚，懸鍾（絶骨）」で，共通する経穴は「風市，足三里，懸鍾（絶骨）」の 4 穴である．”
〈解答：3〉

5. 経穴の応用　C. 奇穴・新穴

奇穴の取穴と主治の組合せで正しいのはどれか．（はき 24）

1．百会の前後左右の各 1 寸 — 胃炎　　2．翳風の後方約 1 寸 — 歯根炎
3．足三里の下方約 2 寸 — 胆嚢炎　　4．中極の外方 3 寸 — 膀胱炎

“「百会の前後左右の各 1 寸」にある奇穴は四神聡，主治は頭痛，眩暈，癲癇，精神病，中風である．「翳風の後方約 1 寸」にある奇穴は翳明，主治は老視（眼），近視，耳下腺炎，耳鳴り，眩暈，不眠症である．「足三里の下方約 2 寸」にある奇穴は闌尾，主治は急性虫垂炎である．「中極の外方 3 寸」にある奇穴は子宮，主治は婦人科系疾患（月経不順，月経痛，不妊症，子宮下垂，子宮脱），膀胱炎である．”
〈解答：4〉

奇穴とその主治の組合せで正しいのはどれか．（はき 26）

1．八邪 — 頭痛　　2．四縫 — 足の痛み
3．十宣 — 歯の痛み　　4．八風 — 手の痛み

“八邪の主治は「歯痛，頭痛，手の痛み（中手指節関節の疾患，手の拘縮，関節リウマチ）」，四縫の主治は「小児疳虫症，手指の関節炎」，十宣の主治は「手指の知覚異常，発熱，救急的に使用（失神，昏迷，ヒステリー，癲癇，卒中）」，八風の主治は「足の痛み（脚気，足背痛，足指の発赤・腫脹，関節リウマチ）」である．”
〈解答：1〉

奇穴とその部位の組合せで正しいのはどれか．（はき 26）

1．鶴頂 — 膝蓋骨底上際中央の上約 1 寸
2．胆嚢点 — 陽陵泉の下約 1 寸
3．闌尾 — 足三里の下約 1 寸
4．失眠 — 足底部の中央

“鶴頂（膝頂）は「膝関節部，膝蓋骨底上際中央の陥凹部」，胆嚢点は「陽陵泉　（胆経：下腿外側で腓骨頭の前下方陥凹部）の下約 1 寸」，闌尾は「足三里（胃経：犢鼻の下方 3 寸）の下約 2 寸」，失眠は「足底部，踵の中央」である．”

〈解答：2〉

6. 経絡・経穴の現代医学的研究　B. 経穴の研究

大後頭神経の支配領域にないのはどれか．（はき 20）

1．承光　2．絡却　3．玉枕　4．脳空

“承光の皮枝は眼神経である．”

〈解答：1〉

経穴と筋・腱の位置関係で正しいのはどれか．（はき 24）

1．霊道は尺側手根屈筋腱の尺側にある．
2．支正は尺側手根伸筋と小指伸筋の間にある．
3．曲沢は上腕二頭筋腱の橈側にある．
4．間使は長掌筋腱と橈側手根屈筋腱の間にある．

“霊道は，尺側手根屈筋腱の橈側縁．支正は，尺骨内縁と尺側手根屈筋の間．曲沢は，上腕二頭筋腱内方の陥凹部．”

〈解答：4〉

伏在神経の支配領域にある経穴はどれか．（はき 24）

1．梁丘　2．犢鼻　3．足三里　4．豊隆

“梁丘の皮枝は，外側大腿皮神経．犢鼻の皮枝は，伏在神経膝蓋下枝．足三里の皮枝は，外側腓腹皮神経．豊隆の皮枝は，外側腓腹皮神経．”

〈解答：2〉

経穴と腱の位置関係で正しいのはどれか．（はき 25）

1．通里は尺側手根屈筋腱の尺側にある．
2．陽渓は長母指外転筋腱と短母指伸筋腱の間にある．
3．中封は後脛骨筋腱の前縁にある．
4．陰谷は半腱様筋腱の外縁にある．

“通里は尺側手根屈筋腱の橈側縁，陽渓は長母指伸筋と短母指伸筋の間，中封は前脛骨筋腱内側の陥凹部にある．陰谷は半腱様筋腱の外縁にある．”

〈解答：4〉

索　引

き

く

け

こ

す

せ

そ

た

ち

ろ

わ

A

K

【監修者略歴】

宮崎《みやざき》　彰吾《しょうご》

2010 年　九州大学大学院医学系学府環境社会医学専攻博士課程修了 博士（医学）
2010 年　帝京平成大学ヒューマンケア学部はり灸学科（現・鍼灸学科）助教
2011 年　帝京平成大学ヒューマンケア学部はり灸学科（現・鍼灸学科）講師
2012 年　帝京平成大学大学院健康科学研究科 講師
2016 年　帝京平成大学ヒューマンケア学部鍼灸学科・帝京平成大学大学院健康科学研究科 准教授
2020 年　帝京平成大学ヒューマンケア学部鍼灸学科 教授（現在に至る）

王《おう》　暁明《ぎょうめい》

1982 年　中国遼寧中医薬大学中医学部卒業
1983 年　中国遼寧中医薬大学鍼灸学部助手 講師
1991 年　同大学大学院鍼灸修士課程，中医基礎理論博士課程を修了，医学博士
2004 年　鈴鹿医療科学大学 准教授
2008 年　鈴鹿医療科学大学 教授
2011 年　帝京平成大学ヒューマンケア学部鍼灸学科 教授
現　在　国際中医薬研究所 所長
　　　　中国遼寧中医薬大学 客員教授

【著者略歴】

皆川《みなかわ》　陽一《よういち》

2011 年　明治国際医療大学大学院博士課程修了
2011 年　帝京平成大学ヒューマンケア学部はり灸学科（現・鍼灸学科）助教
2018 年　帝京平成大学ヒューマンケア学部鍼灸学科 講師

はり師・きゅう師・あん摩マッサージ指圧師国家試験対策
部位別経穴マップ攻略問題集　ISBN978-4-263-24090-8

2021 年 2 月10日　第 1 版第 1 刷発行
2023 年 7 月20日　第 1 版第 2 刷発行

監　修　宮　崎　彰　吾
　　　　王　　　暁　明
著　者　皆　川　陽　一
発行者　白　石　泰　夫

発行所　医歯薬出版株式会社

〒113-8612 東京都文京区本駒込 1-7-10
TEL.（03）5395-7641（編集）・7616（販売）
FAX.（03）5395-7624（編集）・8563（販売）
https://www.ishiyaku.co.jp/
郵便振替番号　00190-5-13816

乱丁，落丁の際はお取り替えいたします　印刷・教文堂／製本・愛千製本所